Jayanti M. Hegde
Deepthi Shiri
Kiran Kumar H.C

RETRATAMENTO EM ORTODONTIA

Jayanti M. Hegde
Deepthi Shiri
Kiran Kumar H.C

RETRATAMENTO EM ORTODONTIA

UMA VISÃO

ScienciaScripts

Imprint

Cover image: www.ingimage.com

This book is a translation from the original published under ISBN 978-620-8-11874-7.

Publisher:
Sciencia Scripts
is a trademark of
Dodo Books Indian Ocean Ltd. and OmniScriptum S.R.L publishing group

120 High Road, East Finchley, London, N2 9ED, United Kingdom
Str. Armeneasca 28/1, office 1, Chisinau MD-2012, Republic of Moldova, Europe
Printed at: see last page
ISBN: 978-620-8-26689-9

RETRATAMENTO EM ORTODONTIA: UMA PERSPECTIVA

AUTORES

1) Dr. Jayanti M. Hegde

Docente

Departamento de Ortodontia

Faculdade de Medicina Dentária e Hospital Bapuji, Davangere, Karnataka, Índia

2) Dr. Deepthi Shiri
Professor
Departamento de Ortodontia
Faculdade de Medicina Dentária e Hospital Bapuji, Davangere, Karnataka, Índia

3) Dr. KIRAN KUMAR H.C.
Professor e Diretor
Departamento de Ortodontia
Faculdade de Medicina Dentária e Hospital Bapuji, Davangere, Karnataka, Índia

Declaração de exoneração de responsabilidade - *F o i obtido o consentimento dos doentes para a publicação de relatórios de casos.*

RETRATAMENTO EM ORTODONTIA

ÍNDICE

INTRODUÇÃO

O tratamento ortodôntico é esperado pelos pacientes para a melhoria da sua aparência dentária, levando a uma melhor qualidade de vida. Parece haver um impacto significativo da estética dentária no bem-estar psicossocial. Apesar do impacto positivo do tratamento ortodôntico, os pacientes podem sentir-se insatisfeitos com os seus resultados, pelo que o retratamento é considerado importante para eles. A satisfação com a aparência dentofacial diminui com a idade. Por conseguinte, espera-se que os adultos estejam menos satisfeitos com a sua aparência dentofacial do que os adolescentes, e que as mulheres estejam mais insatisfeitas com a aparência da sua dentição do que os homens.

Um dos objectivos mais importantes dos cuidados dentários é ajudar os pacientes nas suas tentativas de alcançar um nível aceitável de satisfação com a sua cavidade oral e dentição. Os problemas dentofaciais têm efeitos definitivos conhecidos na satisfação do paciente com a sua dentição, uma vez que afectam a estética, o desempenho e a função.

Entre os pacientes que procuram tratamento ortodôntico, há um subgrupo que já recebeu tratamento anteriormente e decide procurar retratamento. Em geral, estes pacientes são mais preocupados com a aparência pessoal e têm um estatuto socioeconómico mais elevado.

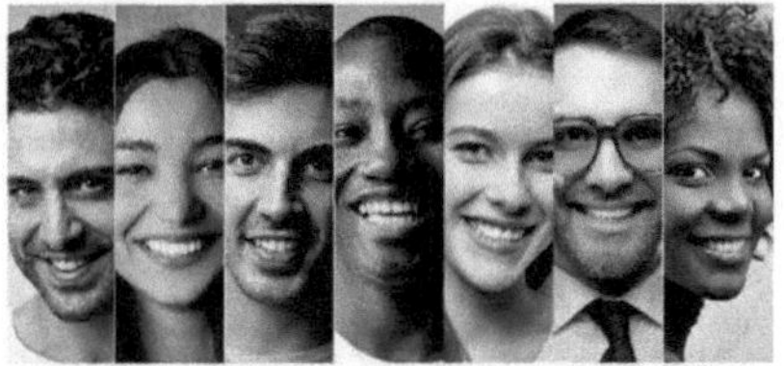

Factores que Afectam a Satisfação do Paciente após o Tratamento Ortodôntico Mahmoud K. Al-Omiri ngle Orthodontist, Vol 76, No 3, 2006

Santiago RC, da Silva Campos MJ, Vitral RWF, Vieira RA, Nojima LI, Sant'Anna EF. Caraterísticas dos pacientes que procuram retratamento ortodôntico. J World Fed Orthod. 2022 Feb;11(1):36-40.

- O retratamento pode assumir a forma de uma nova ligadura ou de uma nova ligação de alguns ou de todos os dentes. É certo que se trata de uma medida extrema, mas pode ser necessária para conseguir a correção desejada.
- A retenção permanente e a longo prazo é provavelmente preferível após o retratamento.
- Em todo o caso, é preciso tentar descobrir e eliminar os factores que parecem contribuir para a recaída.

"TEMPO DE TRATAMENTO EFICIENTE"

De acordo com este conceito, uma má oclusão deve ser tratada o mais rapidamente possível, quando o adiamento do tratamento conduziria a graves problemas funcionais ou estéticos. Por outro lado, o tratamento de certas más oclusões pode ser efectuado numa fase posterior, desde que esse tratamento posterior tenha os mesmos efeitos e envolva menos tempo de tratamento.

Exemplos

• Controlo de hábitos,

• Correção da mordida cruzada funcional, e

• O alívio de possíveis apinhamentos, especialmente em casos de mordida profunda, deve ser iniciado assim que forem detectados.

• O verdadeiro prognatismo mandibular é melhor tratado cirurgicamente após a conclusão do crescimento.

TERMINOLOGIAS DAS ALTERAÇÕES PÓS-ORTODÔNTICAS

1. Recuperação fisiológica

Horowitz e Hixon (1969) explicam a recuperação fisiológica como a mudança para o estado fisiológico original após a conclusão do tratamento.

2. Alterações do desenvolvimento

As alterações de desenvolvimento são aquelas que ocorrem independentemente do facto de o tratamento ortodôntico ter sido implementado ou não. Estas alterações podem ser facilmente ignoradas quando se avalia a recidiva pós-tratamento.

3. Recuperação do crescimento

As alterações esqueléticas ou a metamorfose ortopédica podem ser induzidas como parte da fase 1 ou do tratamento precoce no doente jovem, quando os processos de crescimento ainda estão activos. Factores como as caraterísticas genéticas, a força da gravidade e o padrão esquelético tornam-se reoperativos e expressam-se novamente. Subsequentemente, os padrões de crescimento "recuperam" das alterações originais do tratamento e observa-se uma segunda metamorfose de volta ao padrão genético originalmente determinado, especialmente na mandíbula. Este tipo de alteração não é uma recidiva, mas sim alterações de crescimento infelizes.

4. Metaposição

A metaposição denota as mudanças desejáveis e esperadas após o tratamento que são antecipadas (**Ricketts, 1993**). Essas mudanças não são recaídas e devem fazer parte do próprio tratamento.

5. Recidiva

O termo "recidiva" tem sido utilizado para descrever as mudanças que ocorrem a partir de no final do tratamento, regressa à situação inicial (**Dermaut, 1974**).

6. Imbricação

Imbricação é o termo frequentemente utilizado para descrever a irregularidade ou apinhamento dos incisivos, quer sejam observados antes ou depois do tratamento.

7. Recuperação

O ricochete refere-se a uma mola ou a um ressalto depois de atingir ou colidir com algo; um recuo. Esta biologia pode ser atribuída à elasticidade dos tecidos.

8. Liquidação pós-retenção

O assentamento pode ser descrito como o estabelecimento de uma posição desejada, o ato de parar de se mover ou de "assentar" e manter uma posição corretamente equilibrada.
Rossouw. Terminologia: Semântica das mudanças na dentição após o tratamento ortodôntico. Semin Orthod 1999

Depois de os dentes mal posicionados terem sido colocados na posição desejada, devem ser suportados mecanicamente até que todos os tecidos envolvidos no seu suporte e na manutenção das suas novas posições tenham sido completamente modificados, tanto em termos de estrutura como de função, para satisfazer os novos requisitos."

- E. H. Angle 19

RETENÇÃO

De acordo com Joondeph, Riedel e Graber, é "A retenção de dentes em posições estéticas e funcionais óptimas".

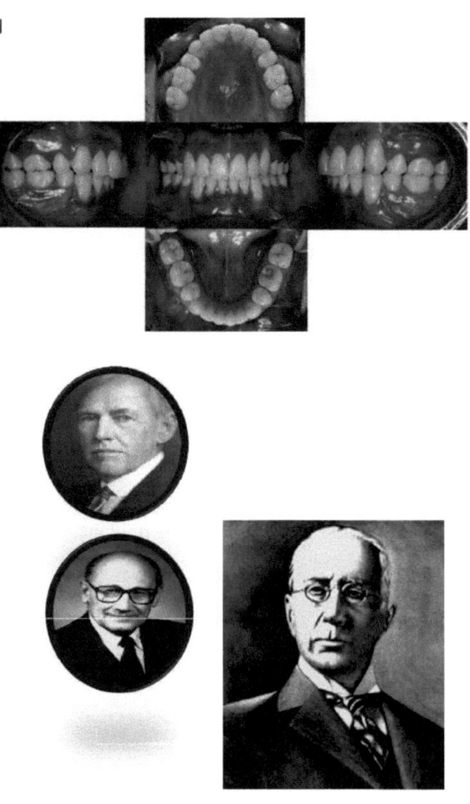

A RETENÇÃO SEMPRE FOI UMA ROBLEMA, É UM PROBLEMA "

- CHARLES HAWLLEY

A retenção em ortodontia consiste em manter os dentes recém-movidos na sua posição durante o tempo suficiente para ajudar a estabilizar a sua correção."

- Moyers

Hawley também afirmou que "se alguém aceitasse os meus casos quando estão terminados, os retivesse e fosse responsável por eles depois, eu dar-lhe-ia de bom grado metade dos honorários "Hahn GW: Retention is the step child of Orthodontia.(AO 1944)

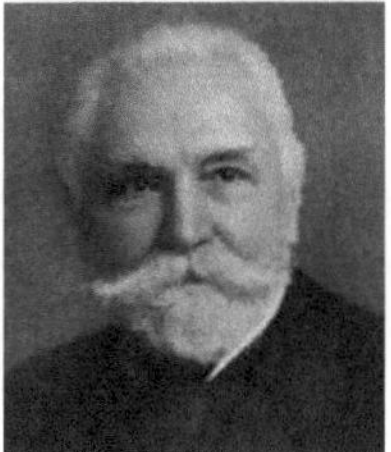

Filosofias ou escolas de pensamento

1. A escola oclusal - Kingsley afirmou: "A oclusão dos dentes é o fator mais potente na determinação da estabilidade numa nova posição".

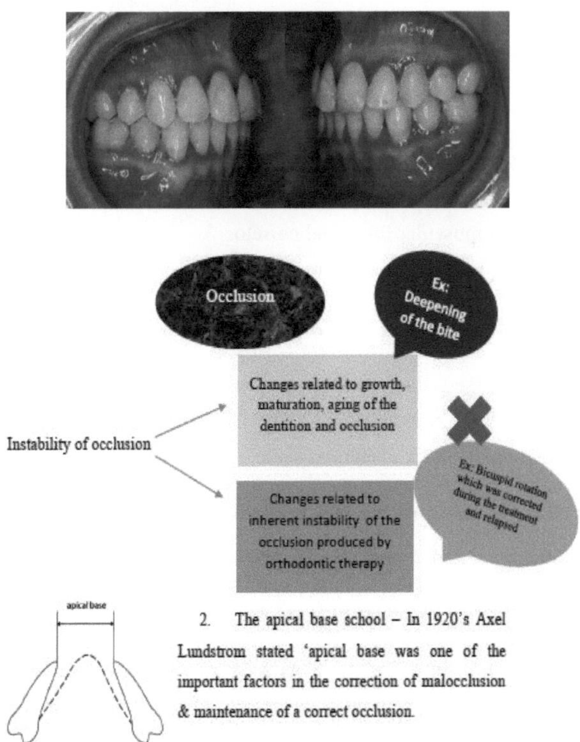

2. The apical base school – In 1920's Axel Lundstrom stated 'apical base was one of the important factors in the correction of malocclusion & maintenance of a correct occlusion.

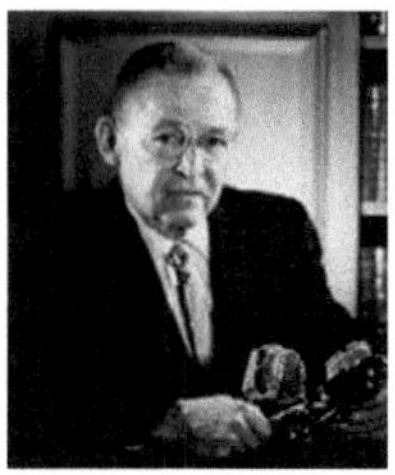

McCgauley sugeriu que a largura intercanina e intermolar deve ser mantida como originalmente apresentada para minimizar os problemas de retenção. Nance sugeriu que o comprimento do arco pode ser permanentemente aumentado apenas numa extensão limitada.

2. A escola do incisivo mandibular - Grieve & Tweed sugeriram que os incisivos mandibulares devem ser mantidos na vertical e sobre o osso basal.

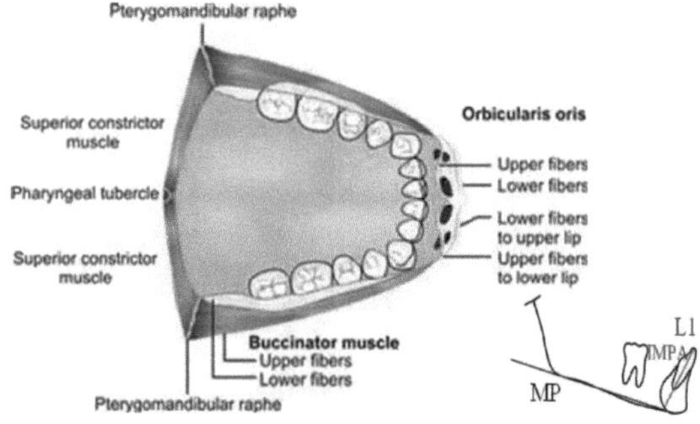

3. A escola da musculatura - Rogers introduziu uma consideração sobre a necessidade de estabelecer um equilíbrio muscular funcional correto.

As três chaves da retenção

- A primeira chave é a delegação de "RESPONSABILIDADE".

"Reconheço o direito dos meus doentes de interromperem a retenção, mas são eles, e não eu, que têm de viver e aceitar a responsabilidade pelos seus actos."

- A segunda chave da retenção é a "DURAÇÃO".

"O meu dever é informar os doentes sobre a melhor forma de manterem o seu pós-operatório.

resultados do tratamento, e isso é uma retenção permanente".

- A terceira chave da retenção é a "DUPLICAÇÃO".

Sem um sistema de backup para evitar as interrupções que surgem de retentores perdidos, quebrados ou desgastados, o conceito de retenção constante não tem sentido. Leva tempo para produzir um substituto, e essa é a falha na maioria dos sistemas.

C.H. Tweed-

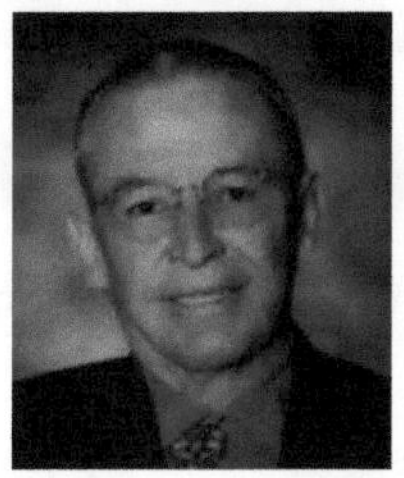

"DETERMINAR OS LIMITES ANTERIORES DO

A DENTADURA É A CHAVE PARA A ESTABILIDADE"

Eliminar a retenção inferior: Raleigh Williams (JCO, 1985)

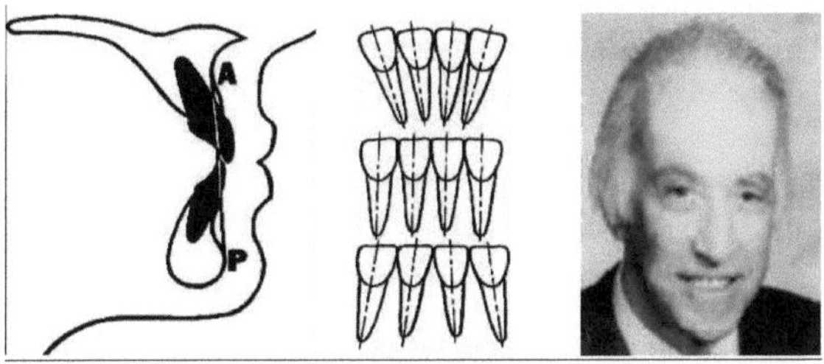

Legenda 1: O bordo incisal do incisivo inferior deve ser colocado na linha A-P ou 1 mm à sua frente. Esta é a posição óptima para a estabilidade do incisivo inferior.

Legenda 2: Os ápices dos incisivos inferiores devem estar mais afastados para distal das coroas do que é geralmente considerado adequado, e os ápices dos incisivos laterais inferiores devem estar mais afastados do que os dos incisivos centrais.

Chave 3: O ápice da cúspide inferior deve ser posicionado distalmente à coroa

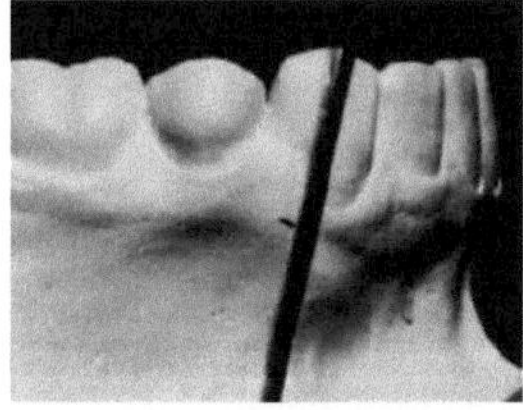

Chave 4: Todos os quatro ápices dos incisivos inferiores devem estar no mesmo plano labiolingual.

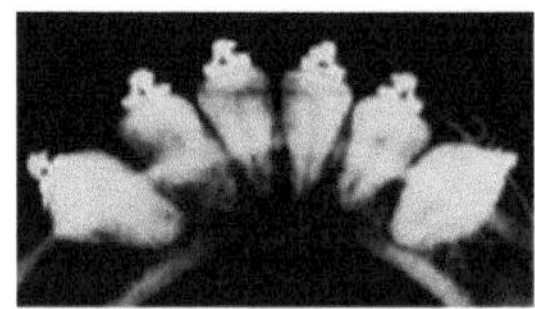

Chave 5: O ápice da raiz da cúspide inferior deve ser posicionado ligeiramente para vestibular em relação ao ápice da coroa.

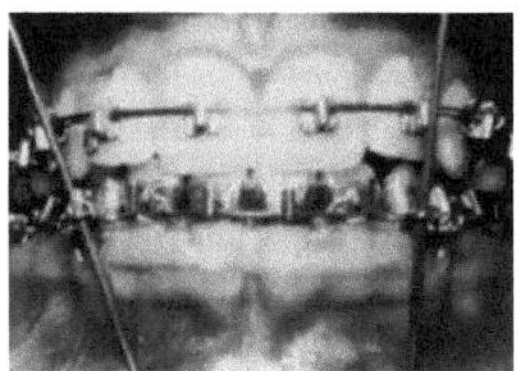

Chave 6: Os incisivos inferiores devem ser esbeltos, se necessário, após o tratamento.

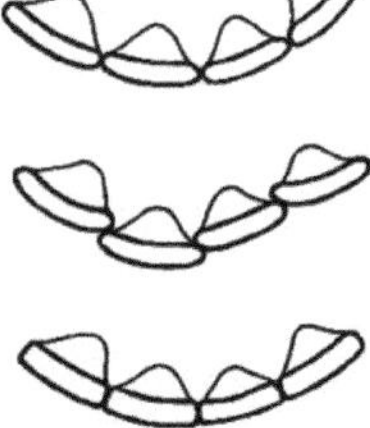

Begg afirmou: "A menos que seja eliminada uma quantidade suficiente de substância dentária das bocas que a têm em excesso, nem a retenção artificial pós-tratamento nem os factores inerentes ao próprio aparelho dentário podem evitar a recidiva após o tratamento. Mesmo após a redução da substância dentária através de extracções, o equilíbrio entre a acomodação da mandíbula e o tamanho do dente pode não corresponder com precisão, mesmo com um tratamento competente, e pode ser necessário emagrecer".

Teorias de base para a recaída

Riedel (1975) discutiu uma série de explicações populares sobre a retenção e a recaída.

TEORIA 1: Os dentes que foram deslocados tendem a regressar às suas posições anteriores.

TEORIA 2: A eliminação da causa da má oclusão evitará a recorrência. TEORIA 3: A má oclusão deve ser sobrecorrigida como fator de segurança.

TEORIA 4: A oclusão correta é um fator importante para manter os dentes nas suas posições corretas.

TEORIA 5: Deve-se permitir que o osso e os tecidos adjacentes se reorganizem em torno dos dentes recém-posicionados.

TEORMA 6: Se os incisivos inferiores forem colocados na vertical sobre o osso basal, é mais provável que se mantenham bem alinhados.

TEORIA 7: As correcções efectuadas durante os períodos de crescimento têm menos probabilidades de recaída.

TEORIA 8: Quanto mais longe os dentes tiverem sido movidos, menor a probabilidade de recaída.

TEORIA 9: a forma da arcada, especialmente na arcada mandibular, não pode ser alterada permanentemente pela terapia com aparelhos.

Um teorema adicional adicionado ao teorema de Riedel é,

TEOREMA 10: **MUITAS MÁS OCLUSÕES TRATADAS REQUEREM DISPOSITIVOS DE RETENÇÃO PERMANENTES.**

(Handbook of Orthodontics, Moyers)

Andrews Seis chaves para a oclusão normal

(AJO 1972):

O esquema total de oclusão e, portanto, são vistos como essenciais para o sucesso do tratamento ortodôntico.
Legenda I. Relação molar

• A superfície distal da cúspide distobucal do primeiro molar permanente superior ocluída com a superfície mesial da cúspide mesiobucal do segundo molar inferior

Chave II. Angulação da coroa (ponta)

• A porção gengival dos eixos longos de todas as coroas deve ser mais distal do que a porção incisal.

Chave III. Inclinação da coroa

• Inclinação da coroa anterior. As coroas anteriores corretamente inclinadas contribuem para a sobremordida normal e para a oclusão posterior; quando demasiado direitas para cima e para baixo, perdem a sua harmonia funcional e resultam em sobre-erupção.

• U/L inclinação posterior (caninos a molares).

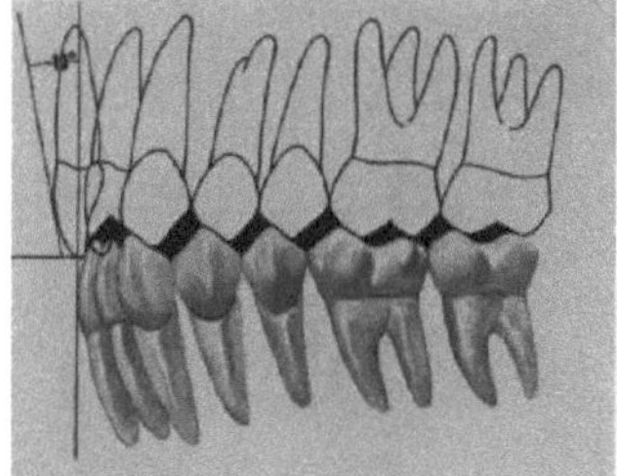

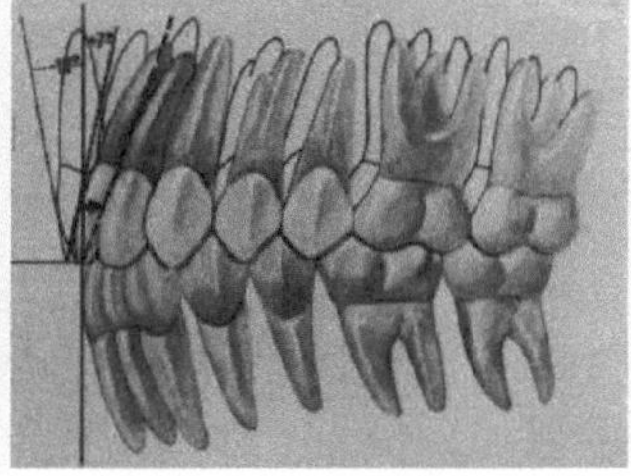

Chave IV. Rotações.

A quarta chave para uma oclusão normal é que os dentes devem estar livres de rotações indesejáveis.

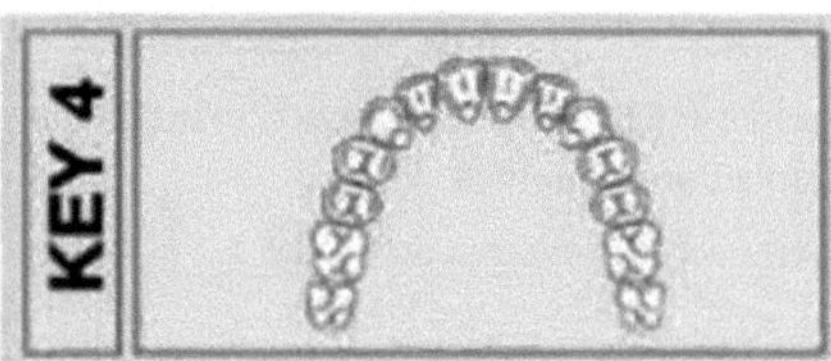

Chave V. Contactos estreitos.

A quinta chave é que os pontos de contacto devem ser apertados (sem espaços).

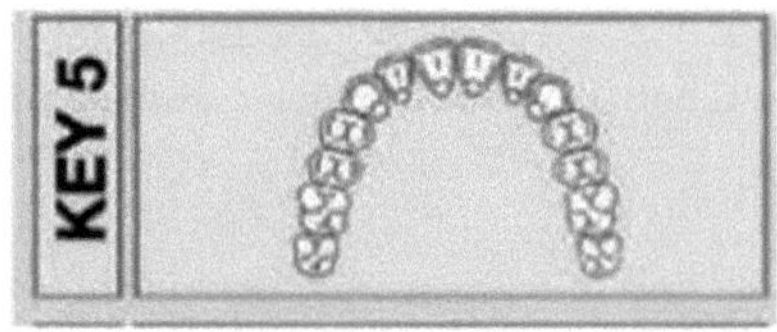

Chave VI. Plano oclusal.

Os planos de oclusão encontrados nos modelos normais não ortodônticos variaram de planos a ligeiras curvas de Spee. O plano plano deve ser um objetivo de tratamento como forma de sobretratamento.

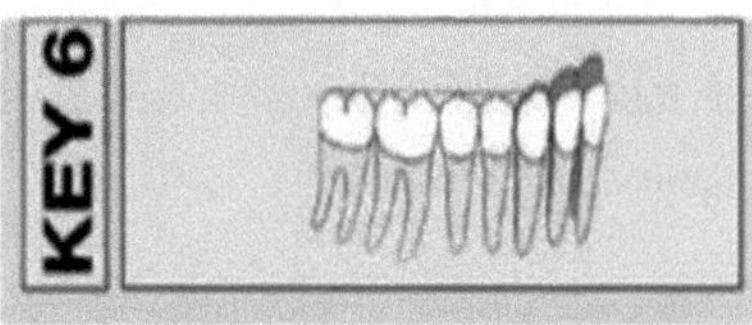

LÓGICA DA RETENÇÃO

1. Reitan 1967 referiu que - "Permite a reorganização dos tecidos gengivais e periodontais afectados pelo movimento dentário ortodôntico".

Os seus estudos mostraram que:

- As fibras principais da PDL demoram 3-4 meses a reorganizar-se.

• As fibras de colagénio da gengiva demoram 4-6 meses.

• As fibras supracrestais demoram 232 dias.

• O osso alveolar demora 1 ano.

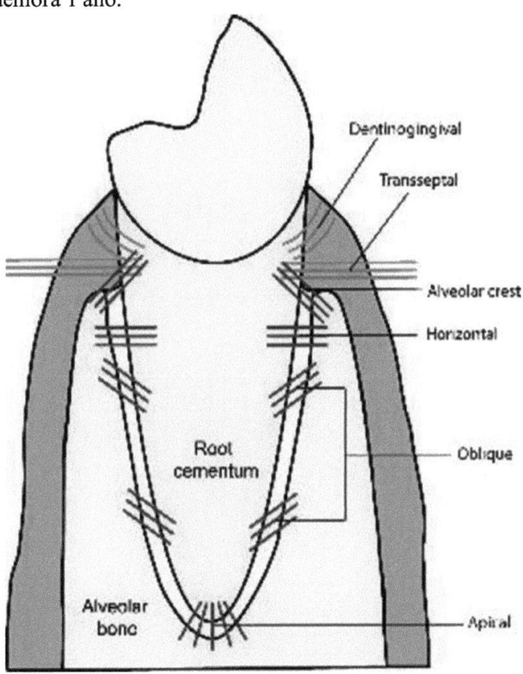

2. Para evitar movimentos indesejados resultantes de alterações de crescimento. (Resistir à recaída do crescimento)

3. Para evitar a tendência de recidiva dos dentes que foram deslocados para uma posição inerentemente instável.

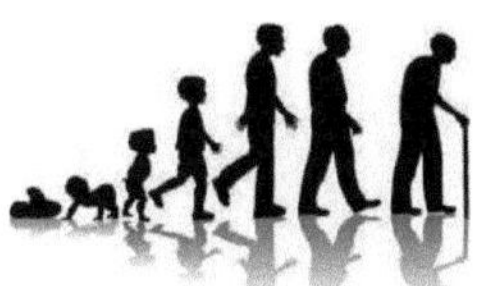

RELAPSE

• De acordo com Moyers (1973): Perda de qualquer correção alcançada pelo tratamento ortodôntico.

• A recaída é o regresso a um estado anterior, especialmente após uma melhoria ou aparente melhoria.

ESTABILIDADE

A estabilidade é a condição de manter o equilíbrio. Refere-se à qualidade ou condição de ser estável; a fixidez da posição no espaço ou a capacidade de resistência à deslocação.

RELAPSE

Relapse
Facial growth & occlusal development
Other factors
Occlusal factor
3rd molars
Transverse discrepancy
Inclination
Tooth size discrepancy
Supporting tissue
Reorganization of gingival fibers
Reorganization of PDL fibers
Soft tissue factors
Muscular factors

A ESTABILIDADE SÓ PODE SER ALCANÇADA SE AS FORÇAS DERIVADAS DE CADA UMA DELAS ESTIVEREM EM EQUILÍBRIO

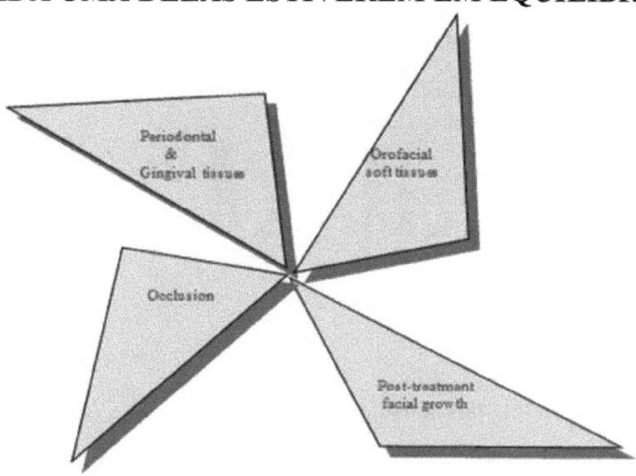

PLANEAMENTO DA RETENÇÃO - CONSIDERAÇÃO CLÍNICA

O planeamento da retenção divide-se em três categorias, dependendo do tipo de má oclusão original e do tratamento instituído:

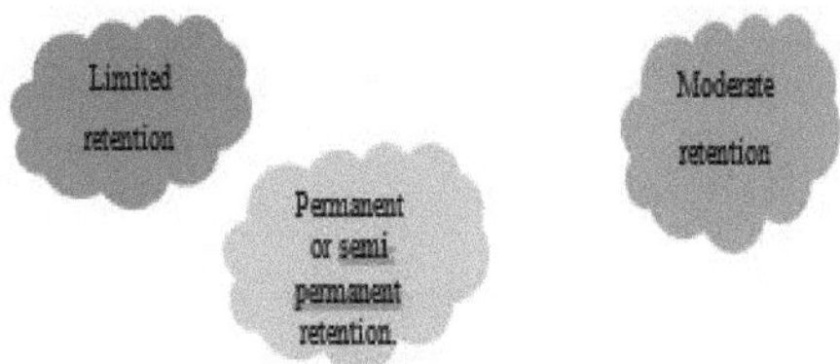

Retenção limitada

1. Correção de mordidas cruzadas

Anterior: quando a sobremordida adequada foi estabelecida,

Posterior: quando as inclinações axiais dos dentes posteriores são óptimas após a conclusão dos procedimentos corretivos.

2. Dentições que foram tratadas por extração em série.

3. Correcções obtidas através do atraso do crescimento maxilar, quer dentário quer esquelético, depois de o paciente ter passado o período de crescimento.

4. Dentições em que os dentes maxilares e mandibulares foram separados para permitir a erupção de dentes anteriormente bloqueados.

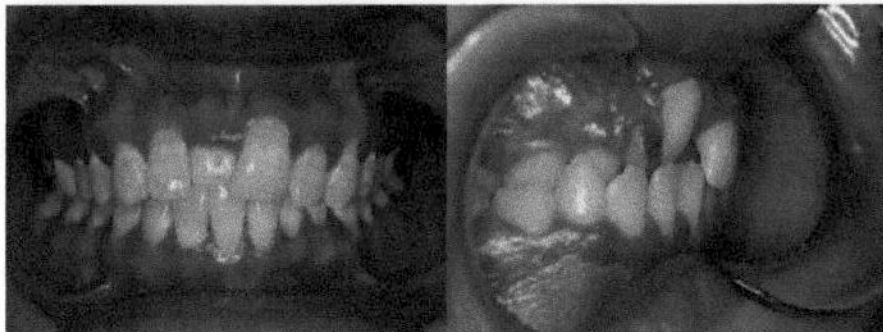

Retenção moderada

1. Casos de Classe I sem extração Caracterizados por protrusão e espaçamento dos incisivos superiores. Estes casos requerem contenção até que a função normal dos lábios e da língua seja alcançada.

2. Casos de extração de classe I ou de classe II.

3. As sobremordidas profundas corrigidas nas más oclusões de Classe I ou Classe II requerem normalmente uma contenção num plano vertical.

4. Correção precoce de dentes com rotação, talvez antes da conclusão da raiz.

5. Casos de **erupção ectópica de dentes** ou de presença de dentes supranumerários.

6. Os casos corrigidos **da classe II div 2** requerem uma retenção prolongada para adaptação muscular.

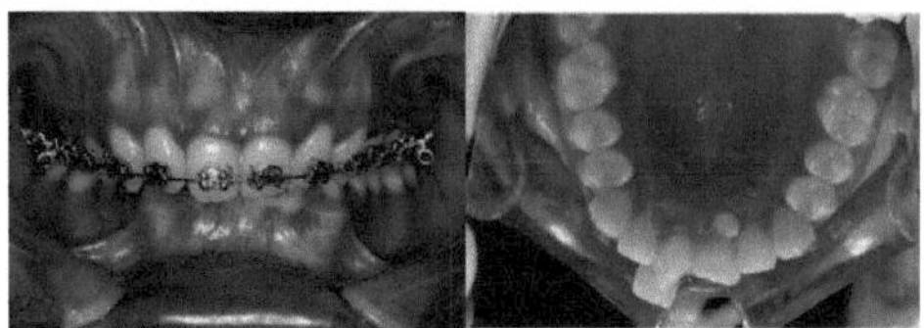

Retenção permanente ou semipermanente

1. No caso em que **a expansão da arcada mandibular** (especialmente a dimensão intercanina) tenha sido uma parte do fornecimento de espaço.

2. Casos de **espaçamento considerável/generalizado.**

3. Rotação severa ou deslocações labiolinguais, particularmente em adultos.

4. Diastema da linha média.

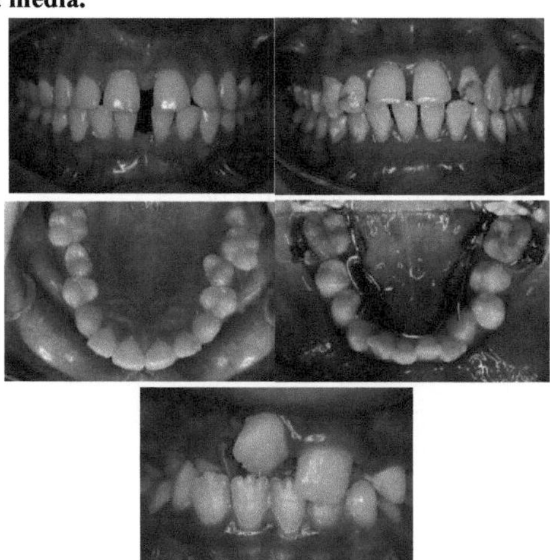

1) Após o encerramento de uma dentição espaçada (incluindo um diastema mediano marcado)

2) Após a criação de espaço antes do tratamento protético

3) Suporte periodontal reduzido

4) Após a correção de rotações graves

5) Em doentes com fenda labial e palatina com evidência de cicatrizes pós-cirúrgicas graves que podem predispor a recaídas após ortodontia

6) Nos casos comprometidos, em que os objectivos do tratamento podem ser mais limitados, e a atenção está mais orientada para a obtenção de um bom resultado estético sem objetivo.

MOMENTO DA RETENÇÃO

Calendário de retenção **de lucros** proposto como:-.

✓ Essencialmente a tempo inteiro durante os primeiros 3 a 4 meses, e deve ser retirado enquanto se come.

✓ Continuação a tempo parcial durante pelo menos 12 meses para permitir a remodelação dos tecidos gengivais.

✓ Se ainda houver um crescimento significativo, continuar a tempo parcial até à conclusão do crescimento.

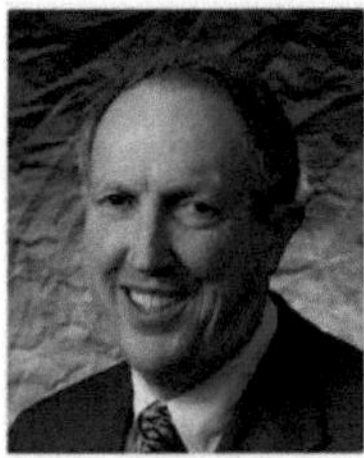

O tempo de retenção varia em função da:

1) Idade

2) Oclusão obtida no final do tratamento

3) Causas superadas

4) Movimentos dentários efectuados

5) Saúde dos tecidos, etc.

RETENTORES

Os retentores são aparelhos ortodônticos passivos que ajudam a manter e estabilizar a posição de um único dente ou de um grupo de dentes para permitir a reorganização das estruturas de suporte.

Classificação

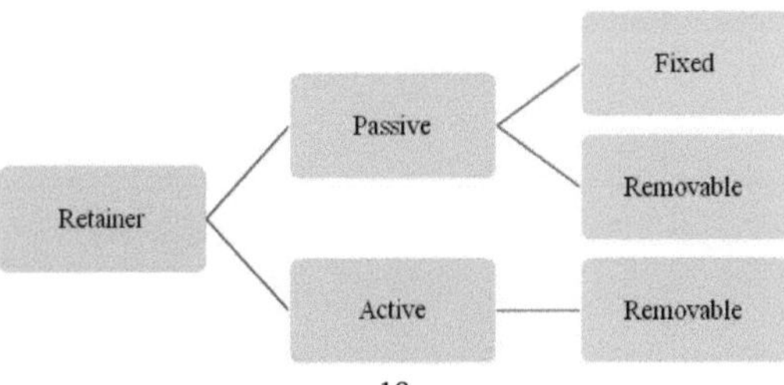

Requisitos dos retentores

Graber sugeriu

1) Deve manter os dentes na posição desejada.

2) Permitem que as forças associadas à atividade funcional actuem livremente sobre os dentes, permitindo-lhes responder de uma forma tão fisiológica quanto possível.

3) Higiénico e auto-limpante.

4) Estética.

5) Deve ser suficientemente forte para suportar a utilização quotidiana.

Retentores amovíveis

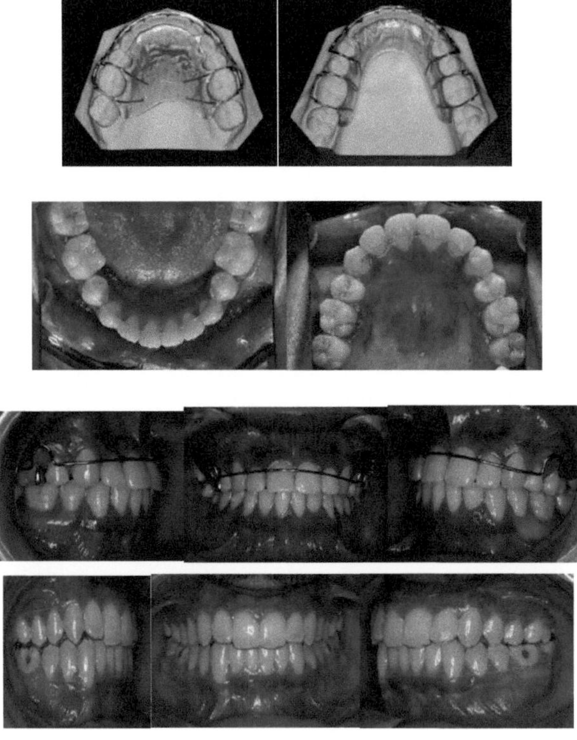

Retentor fixo

RECIDIVA DO TRATAMENTO PÓS-ORTODÔNTICO EM FUNÇÃO DE DIFERENTES APARELHOS DE CONTENÇÃO E SUA RELAÇÃO COM A SATISFAÇÃO DO PACIENTE A LONGO PRAZO

Recidiva pós-tratamento ortodôntico em função de diferentes aparelhos de contenção e sua relação com a satisfação do paciente a longo prazo, 2019

Objectivos:

1) Avaliar a adesão dos pacientes aos aparelhos de contenção amovíveis e as razões para a não adesão.

2) Avaliar a recidiva do tratamento pós-ortodôntico em função das diferentes contenções.

3) Avaliar a taxa de satisfação a longo prazo entre os pacientes pós-ortodônticos em relação à experiência de recidiva e ao tipo de aparelho de contenção.

4) Comparar a adesão do paciente aos aparelhos de contenção removíveis e a satisfação do paciente a longo prazo com o tratamento ortodôntico em relação ao género.

5) Comparar o conhecimento sobre a influência do tratamento ortodôntico no bem-estar geral, a adesão do paciente a aparelhos de contenção removíveis e a satisfação do paciente a longo prazo com o tratamento ortodôntico entre estudantes de odontologia e de medicina.

Material e métodos: Foi distribuído um questionário anónimo auto-administrado a estudantes internacionais das faculdades de Medicina e de Medicina da Universidade de Ciências da Saúde da Lituânia. Os critérios de seleção foram: estudantes internacionais de odontologia e medicina que receberam tratamento ortodôntico fixo há pelo menos 1 ano.

Resultados: As principais razões para o não cumprimento das instruções do ortodontista foram

- Esquecimento (38,2%) e
- Desconforto (20,6%).

o Em comparação com os estudantes de medicina, os estudantes de odontologia gostariam mais de repetir o tratamento ortodôntico em caso de recidiva.

Conclusões: A recidiva pós-tratamento ortodôntico está mais associada à contenção removível do que à contenção fixa.

- A satisfação do doente a longo prazo está fortemente relacionada com a experiência de recaída.

PROCEDIMENTOS ADJUVANTES PARA AUMENTAR A ESTABILIDADE

- Pericisão ou Fiberotomia Supracrestal Circunferencial (CSF).
- Gengivoplastia cirúrgica e/ou gengivectomia.
- Frenectomia.
- Decapagem interproximal.

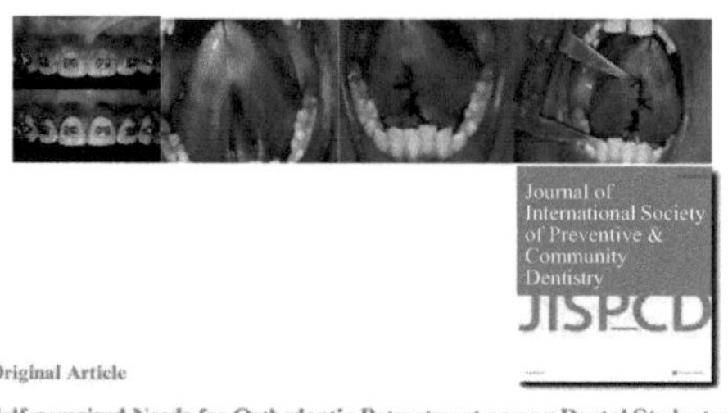

Original Article

Self-perceived Needs for Orthodontic Retreatment among Dental Students: A Qualitative Study

Peerapong Santiwong, Phattheera Phenphasit, Rachaporn Chatthanavej, Wathistha Sonjon, Sirada Patthanapuapun, Sunchan Anantapanyagul, Kawin Sipiyaruk

Objectivos: Os objectivos desta investigação foram explorar as percepções dos estudantes de medicina dentária de Mahidol relativamente ao retratamento ortodôntico e examinar se existiam factores influentes numa escola de medicina dentária relativamente à sua decisão de receber o retratamento.

Materiais e Métodos: Foram recrutados para esta pesquisa alunos de graduação em odontologia da Mahidol que estavam solicitando retratamento ortodôntico. Foi realizada uma entrevista semi-estruturada com um guia de tópicos para recolher informação aprofundada. Todas as respostas foram registadas utilizando um gravador de voz digital e transcritas utilizando uma técnica de transcrição literal. Os dados foram depois analisados utilizando uma análise de enquadramento.

Resultados: As razões mais comuns para o pedido de retratamento ortodôntico entre os estudantes de medicina dentária foram as preocupações estéticas e funcionais auto-percebidas.

Conclusão: O conhecimento e as experiências dentárias, bem como as pessoas que os rodeiam, como os seus colegas e pacientes numa escola de medicina dentária, parecem ter impacto na consciência dos problemas dentários e na decisão de receber retratamento ortodôntico.

O estudo mostra também que os estudantes de medicina dentária do terceiro ano são os mais preocupados com a sua aparência, quando comparados com os estudantes de medicina dentária do primeiro ano.

EXTRA ORAL

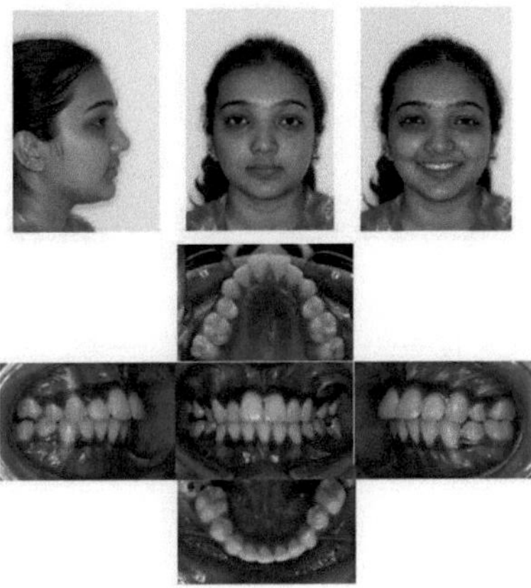

Esse estudo também constatou que a falta de desgaste da contenção levou à recidiva dentária, fazendo com que o retratamento ortodôntico fosse solicitado. Outros estudos relataram que a razão comum para a procura de retratamento ortodôntico foi a irregularidade da dentição devido à falta de contenção após o primeiro tratamento.

No entanto, os estudantes de medicina dentária referiram que também se preocupavam com o retratamento ortodôntico, uma vez que estavam conscientes de complicações como a reabsorção radicular. Portanto, isso implica que o conhecimento odontológico pode desempenhar um papel importante na consideração do retratamento ortodôntico em estudantes de odontologia.

RELATÓRIOS DE CASOS

Op no-488229 NC-23-B-2705

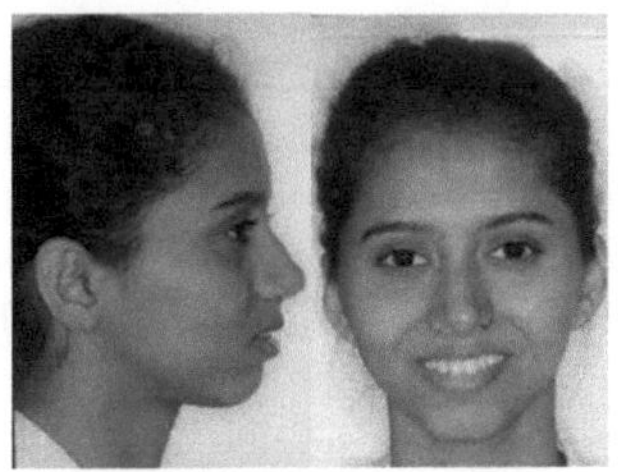

Nome: Sra. Komal Math
Comunicado ao serviço: 19/12/2018
Data de nascimento: 08/02/2000 Idade: 18 anos 11 meses
Queixa principal: Espaçamento nos dentes superiores da frente.

ORTHODONTIC & DENTAL SPECIALITY CLINIC
M. G. Road, BAGALKOT ☎: 226878 (Clinic) 224501 (Resi)

Dr. Muttu B. Halkati
Mobile : 94483 26869

ವಕ್ರದಂತ ಚಿಕಿತ್ಸಾಲಯ

Ref. No.:

Date:
3/12/2018
Monday

Para: Assunto:
A quem interessar possa.
Transferência de doentes.

Respeitado senhor,

Menina. Komal Math é uma doente de 18 anos que nos visitou com uma queixa de lacuna entre os dentes da frente superiores.
Ao exame, foi observado um espaçamento entre os anterios maxilares, decíduos retidos: 53, 54, 55, 63, 64, 65, 75 e 85, OPG
registada em 3/4/13 revelou a ausência congénita dos números 13, 14, 15, 23, 24 e 25,
35 e 45.
O plano de tratamento decidido foi o encerramento de espaços nos anterios maxilares e esperar pela colocação de implantes protéticos até aos 18 anos de idade.
O fechamento dos espaços foi realizado com terapia ortodôntica fixa e o paciente recebeu uma contenção lingual fixa após a descolagem. A contenção foi descolada e foi efectuada uma nova cinta com um aparelho ortodôntico fixo para o re-fechamento dos espaços criados durante a recidiva
A 17/06/2018 foi registada uma CBCT que revelou que o espaço era insuficiente em toda a arpeia do seio maxilar direito e esquerdo. Assim, o procedimento de elevação direta do seio maxilar com colocação de aloenxerto Rocky Mountain foi realizado a 27/08/2018 e foi aconselhado a aguardar 4 meses.
Foram entregues ao paciente os registos do processo.

EXTRA ORAL

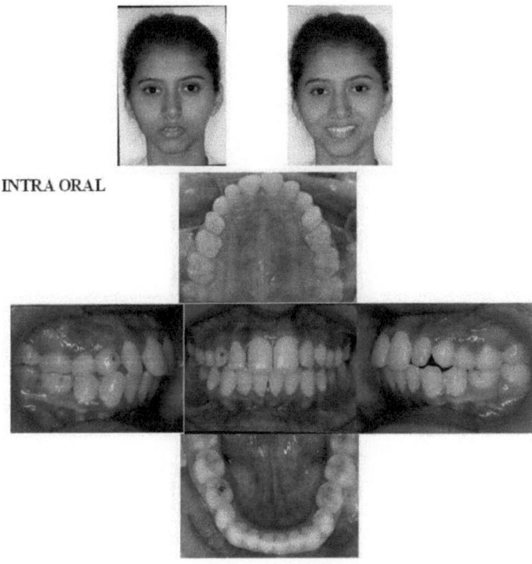

Configuração de Kesling

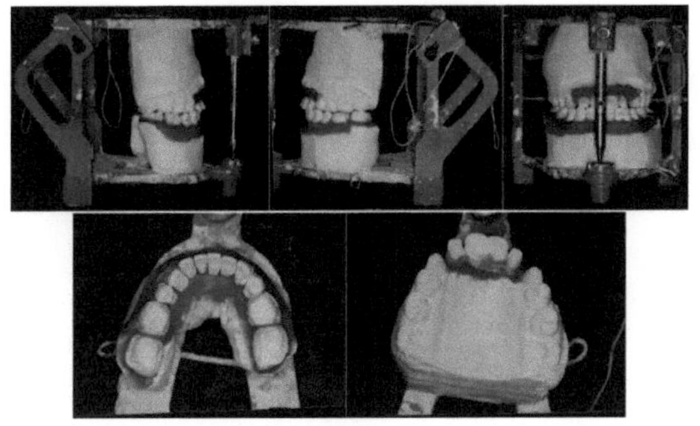

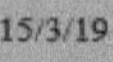

15/3/19

U/L0.014 NiTi

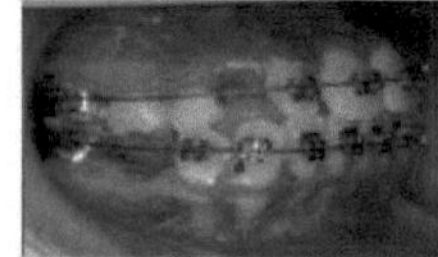

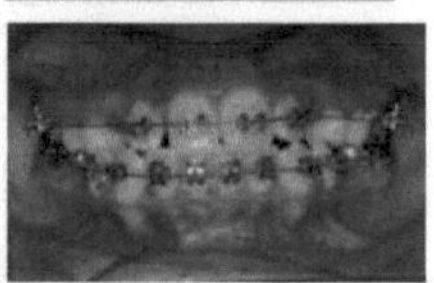

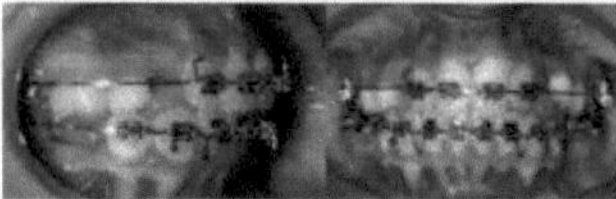

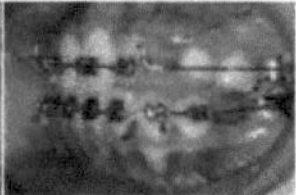

20/8/19

U/L 19*25 SS

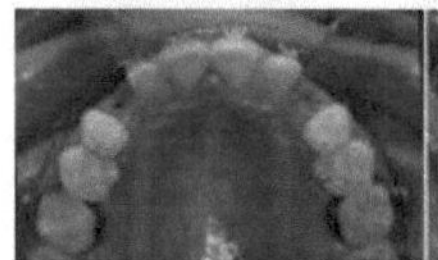

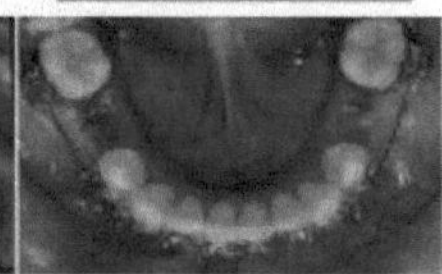

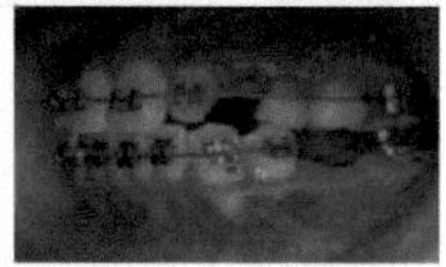

19/9/19

Class I tiebacks in all 4 quadrants

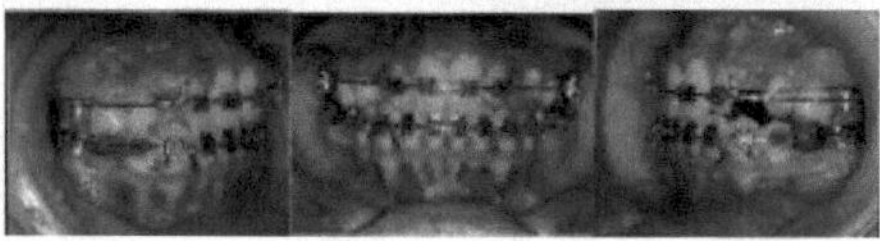

17/12/20

Occlusal reduction done irt E in 1st and 2nd quadrant along with tie backs changed

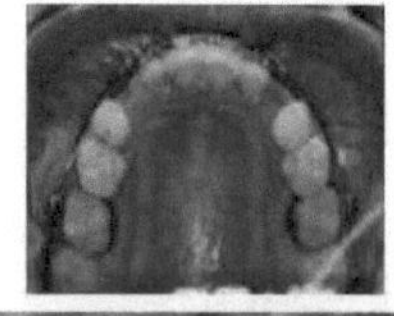

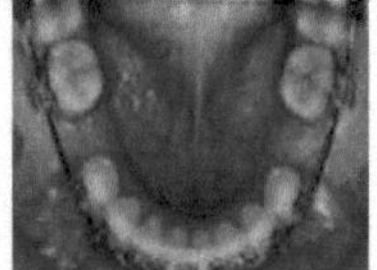

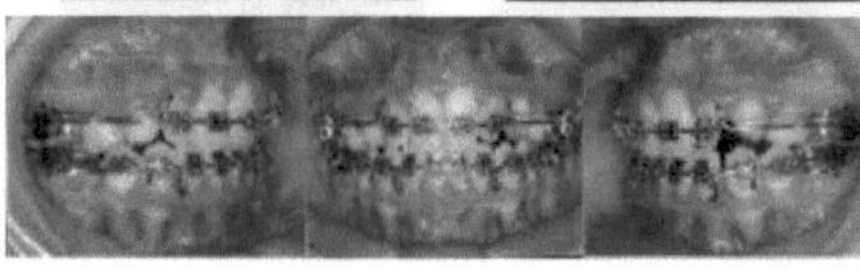

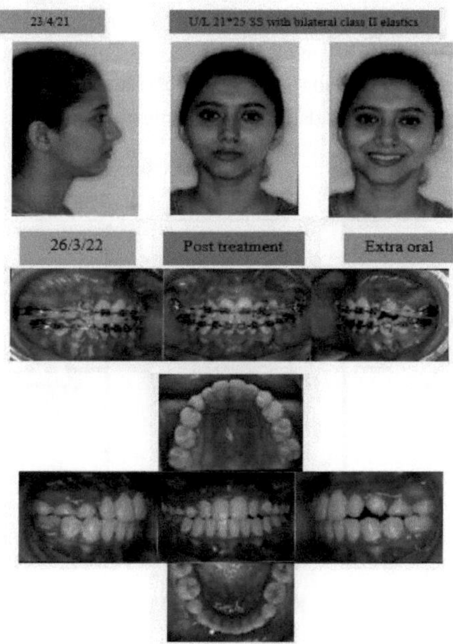

Algum grau de recidiva pós-tratamento na maioria dos pacientes não deve ser interpretado pelos profissionais como uma licença para terminar o tratamento com resultados inferiores. Pelo contrário, estes dados devem encorajar a otimização dos detalhes finais e a retenção a longo prazo.

Dr. Sadowsky

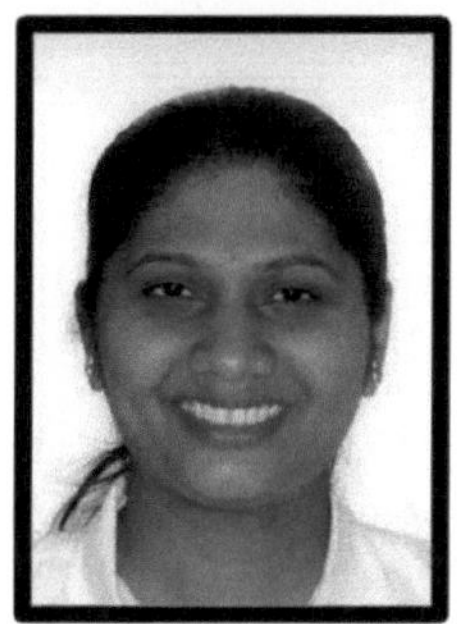

Relato de caso 2

Nome: Dr. Poornima. R

Apresentado ao departamento: 31/01/2013 Data de nascimento: 11/11/1981
Idade: 31 anos e 02 meses

Queixa principal: Espaçamento na região dos dentes anteriores inferiores. História dentária anterior:

Tinha efectuado tratamento ortodôntico há 10 anos em Bengaluru, durante um ano e meio, devido à queixa principal de espaçamento nos dentes anteriores superiores. A modalidade de tratamento sem extração foi realizada com a extração do dente "A" com excesso de retenção no quadrante 4th & 3rd . Foi colocada uma contenção adesiva superior 2-2 e inferior 3-3. Durante 2011, a contenção foi quebrada e gradualmente abriram-se espaços na região anterior inferior.

Extra oral

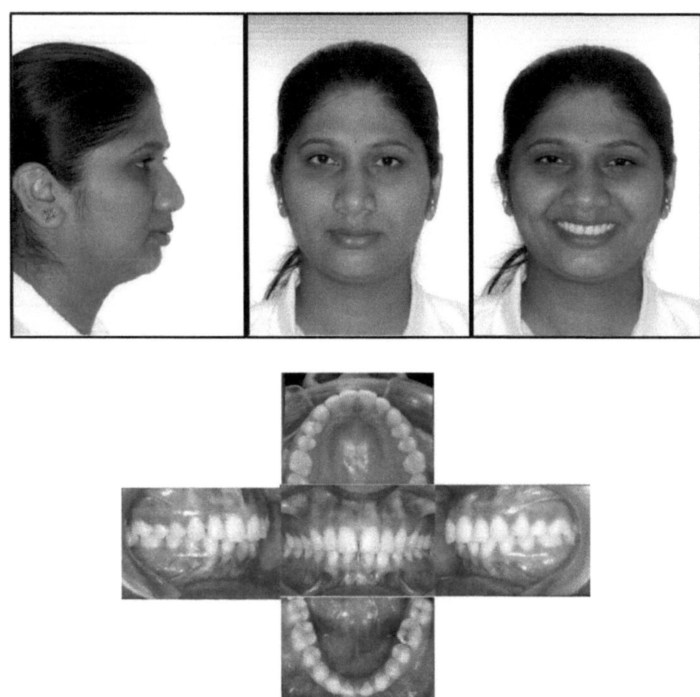

Diagnóstico:

Paciente do sexo feminino, 31 anos e 4 meses de idade, adulta, com relação molar de superclasse I à direita e classe I à esquerda, sobreposta a bases esqueléticas de classe I com padrão de crescimento horizontal. Apresenta-se com ausência congénita dos dentes 31 e 41, espaçamento entre os dentes anteriores superiores e inferiores, sobressaliência ligeiramente aumentada, mordida cruzada dos dentes 17 e 47.

Plano de tratamento: Mecanoterapia PEA sem extração com procedimento de ligação indireta.

Sequência de tratamento: Remoção de retentores colados

- Ligação de todos os 6s e ligação indireta de todos os suportes

- Após o nivelamento e alinhamento inicial, elásticos de classe II para retrair os anterossuperiores

• Botão lingual na superfície lingual do 17 e na superfície vestibular do 47 com elásticos através da mordida para correção da mordida cruzada.

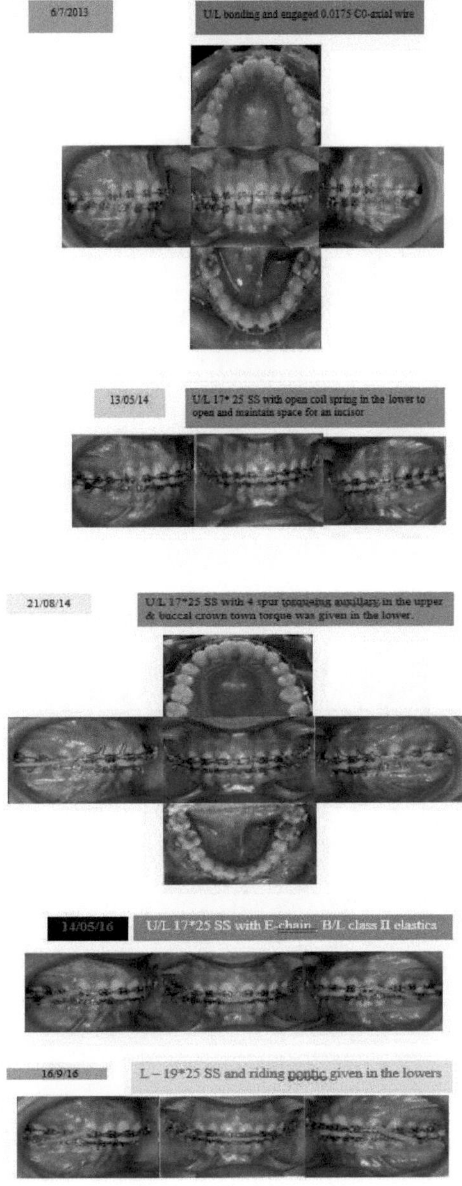

13/06/17

Post treatment extra oral images

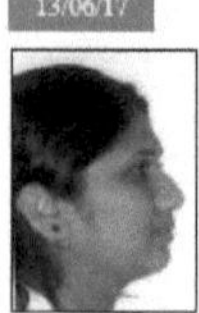

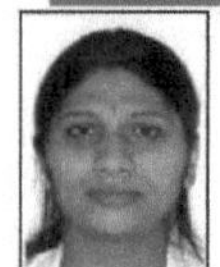

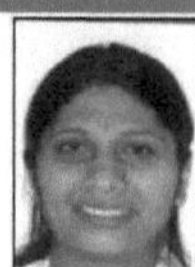

Intra- oral

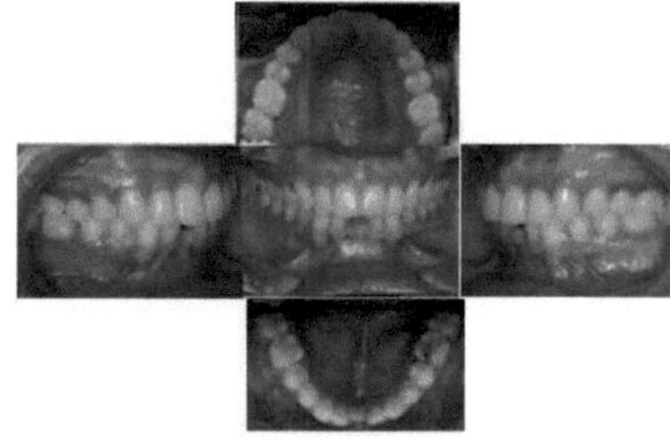

U/L Begg retainer with pontic in the lower 1st incisor

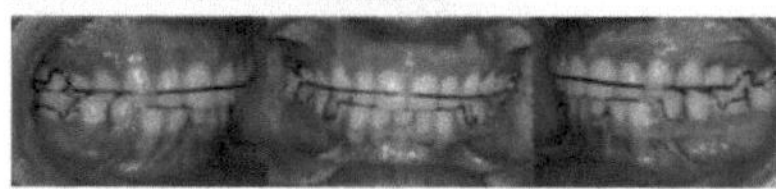

17/09/2018

1 year post-treatment

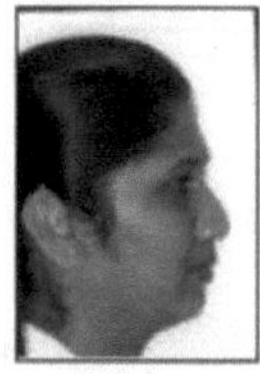

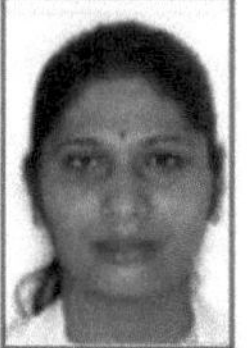

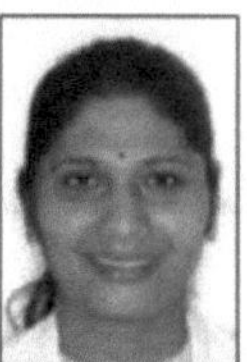

Intra oral

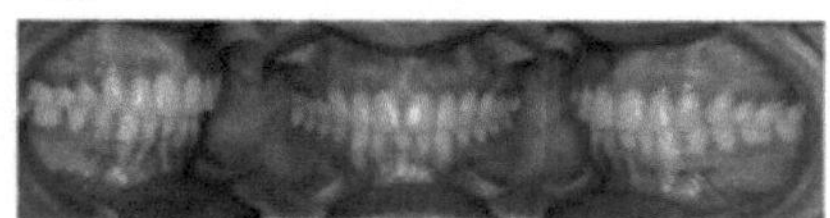

PONTOS DE VISTA DOS AUTORES

De acordo com Bishara:

- A recidiva da sobremordida foi maior em comparação com a sobressaliência
- A largura intercanina do maxilar foi mais estável do que a da mandíbula

De acordo com Shapiro:

Os casos de Classe II Div 2 tiveram uma maior capacidade de manter o aumento da largura intercaninos na arcada inferior do que os casos de Classe II Div 1.

Little afirmou que, independentemente da idade, sexo e má oclusão inicial, todos os casos do seu estudo mostraram uma diminuição da largura e do comprimento da arcada com o tempo.

Recaída em casos com e sem extração:

De acordo com o estudo de Undhe, este concluiu que não foi encontrada qualquer diferença na quantidade de apinhamento entre os pacientes tratados com e sem extração.

Berg e Simons afirmaram que a maior alteração na distância intercaninos foi encontrada em doentes com extração, que demonstraram uma diminuição contínua nesta dimensão.

Relatos de casos gerais

Avaliar os efeitos a longo prazo dos braquetes autoligáveis (SLBs) nas dimensões transversais das arcadas e nos tecidos esqueléticos e moles e avaliar quantitativamente o resultado do tratamento após o tratamento sem extração com SLBs.

Metodologia: A amostra foi composta por 24 indivíduos (18 do sexo feminino e seis do sexo masculino), com idade média de 14,23 ± 2,19 anos, que receberam tratamento com o aparelho Damon®3. Registos completos, incluindo radiografias cefalométricas e modelos de gesso, foram obtidos antes do tratamento (T1), imediatamente após o tratamento (T2), seis meses após o tratamento (T3) e dois anos (T4) após o tratamento. Foram gerados modelos de estudo digitais. O índice Peer Assessment Rating foi utilizado para medir o resultado do tratamento.

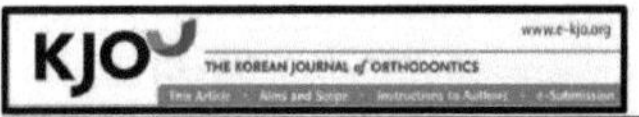

Long-term stability of dentoalveolar, skeletal, and soft tissue changes after non-extraction treatment with a self-ligating system

Faruk Ayhan Basciftci, Mehmet Akin, Zehra Ileri, and Sinem Bayram

Resultados

Houve aumentos significativos em todas as medidas transversais do molde dentário com o tratamento ativo. Houve alguma recidiva significativa a longo prazo, particularmente na largura da maxila ($p < 0,05$). Aumentos estatisticamente significativos foram encontrados nas larguras nasal ($p < 0,001$), da base da maxila, do molar superior, do intercanino inferior e da antigonia ($p < 0,05$) em T1-T2. Os incisivos inferiores estavam proclinados e protruídos em

T1-T2.

Conclusões: Os SLBs corrigem o apinhamento por mecanismos que envolvem a proclinação e protrusão dos incisivos e a expansão das arcadas dentárias, sem induzir alterações clinicamente significativas nos tecidos duros e moles da face.

• A longo prazo, os aumentos nas dimensões transversais dos arcos obtidos com braquetes autoligáveis permanecem estáveis.

Objetivo: A estabilidade da expansão transversal em tratamentos com braquetes autoligáveis passivos é um tema debatido na Ortodontia. Entretanto, até o momento, apenas 3 relatos estão disponíveis na literatura, com seguimento máximo de 3 anos após o término da terapia. O presente estudo tem como objetivo avaliar a estabilidade do tratamento ortodôntico com braquetes autoligáveis em um período de acompanhamento de 6 anos.

Materiais e métodos: Foi selecionada retrospetivamente uma amostra de 56 casos não-extractivos (dos quais 33 do sexo feminino, idade média de 16,9 anos, SD=9,0 anos) tratados consecutivamente com o sistema Damon®. Todos os pacientes receberam contenções fixas de canino a canino em ambas as arcadas no final do tratamento, e não foram fornecidas contenções amovíveis. Os valores médios das distâncias transversal intercuspidal, transversal centróide e transversal lingual foram avaliados para todos os dentes, desde os caninos até aos segundos molares, em ambas as arcadas. Cada medida foi calculada em quatro momentos: antes do tratamento (T0), no final do tratamento (T1), um ano após o tratamento (T2) e seis anos após o tratamento (T3). Os diâmetros transversais foram medidos para todos os dentes, desde os caninos até os segundos molares, num total de 1680 observações, e posteriormente comparados para avaliar as modificações intra e pós-tratamento.

Progress in Orthodontics

Stability of transverse dental arch dimension with passive self-ligating brackets: a 6-year follow-up study

Franz Josef Willeit[1], Francesca Cremonini[2], Paul Willeit[1], Fabio Ramina[2*], Marta Cappelletti[2], Alfredo Giorgio Spedicato[3] and Luca Lombardo[2]

Resultados: Houve aumento de todas as medidas dentárias transversais durante o tratamento ativo. Foi encontrada uma redução estatisticamente significativa do diâmetro transversal, para os pré-molares superiores e inferiores, de T1 para T3.

Conclusão: A análise do acompanhamento de 6 anos detectou que a expansão transversal inicial apresentou uma recidiva estatisticamente significativa nos pré-molares. Não foi detectada recidiva ao nível dos caninos, devido à presença de contenção fixa, e mínima ao nível dos primeiros molares.

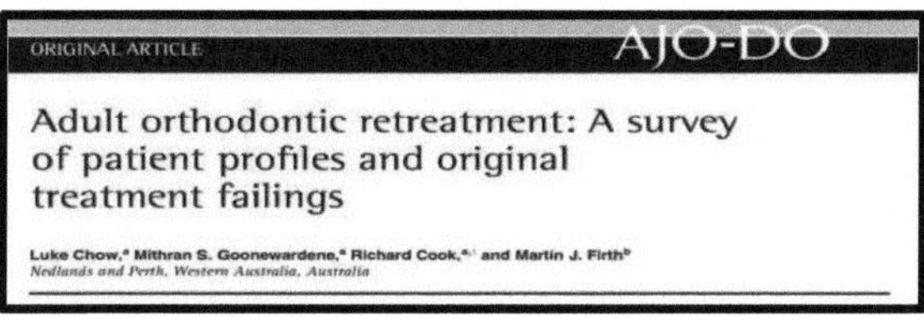
ORIGINAL ARTICLE AJO-DO

Adult orthodontic retreatment: A survey of patient profiles and original treatment failings

Luke Chow,[a] Mithran S. Goonewardene,[a] Richard Cook,[a,c] and Martin J. Firth[b]
Nedlands and Perth, Western Australia, Australia

Esta investigação teve como objetivo analisar as particularidades dos doentes que procuram o retratamento e identificar as causas do insucesso do tratamento inicial.

Métodos: Foi realizado um inquérito por questionário online a adultos que procuravam tratamento ortodôntico pela primeira vez (controlo) e retratamento (estudo). Foram determinadas as pontuações do Índice de Complexidade, Resultado e Necessidade (ICON). A avaliação dos registos de tratamento foi realizada para identificar as causas do insucesso do tratamento original.

Resultados: Não foram encontradas diferenças significativas entre os pacientes adultos em retratamento e os pacientes iniciantes no que diz respeito às razões para a procura de tratamento ortodôntico, tipo de má oclusão, auto-perceção da má oclusão, nível de auto-motivação, vontade de cirurgia, expectativas de melhoria do tratamento e duração. A razão predominante para a procura de tratamento em ambos os grupos foi por preocupações estéticas. Os pacientes de retratamento apresentaram pontuações ICON mais baixas (39,4; erro padrão, 0,26) do que os pacientes da primeira vez (54,3; erro padrão, 0,23), P #0,001.

As razões predominantes para as falhas no tratamento original foram

1) Mau tratamento,

2) Alterações maturacionais,

3) Retenção inadequada,

4) Deficiências no diagnóstico e no planeamento do tratamento, e

5) Crescimento desfavorável.

6) Relacionado com a deficiência transversal,

Nota: os clínicos devem estar atentos aos perfis dos pacientes que procuram o retratamento e vigilantes quanto às possíveis causas de falhas no tratamento ortodôntico para evitar resultados sub-óptimos.

DIAGNÓSTICO E PLANEAMENTO DO TRATAMENTO

Terminologia

História do caso: Uma conversa profissional planeada que permite ao doente comunicar os seus sintomas e receios ao médico e que é registada nas palavras do próprio doente, de modo a obter uma visão da natureza da doença do doente e da sua atitude em relação a ela.

Diagnóstico: A determinação correta, a estimativa discriminativa e a avaliação lógica das condições encontradas durante o exame, evidenciadas por sinais e sintomas de saúde e doença.

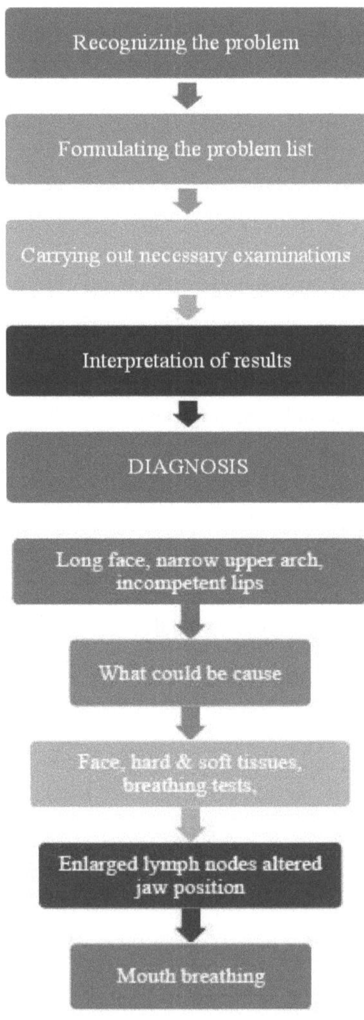

Diagnóstico: processo contínuo

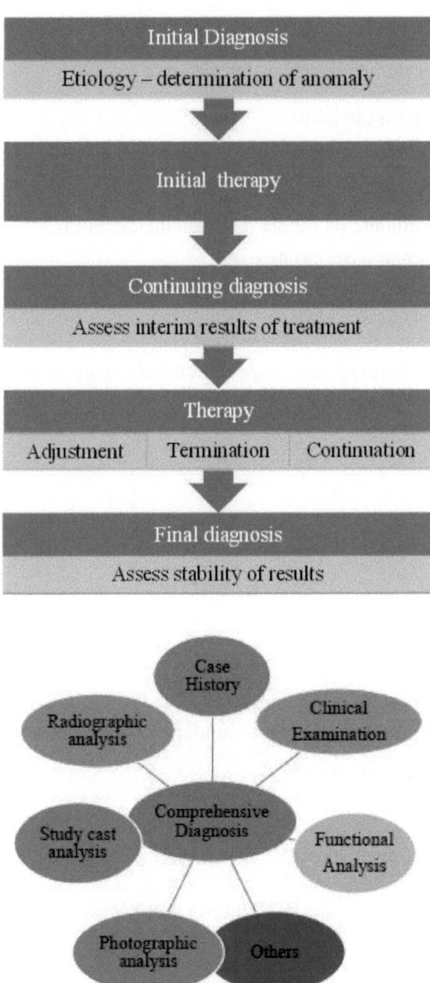

O historial deve incluir o historial do tratamento ortodôntico anterior, incluindo pormenores importantes como

1. Quando foi efectuado o tratamento ortodôntico anterior,
2. Onde é que foi feito,
3. Duração do tratamento,
4. Tratava-se de um tratamento com aparelho fixo/removível,

5. Foi-lhe dada alguma ajuda,

6. Usou o aparelho de contenção de acordo com as indicações do médico?

7. Historial médico relevante,

8. História dos hábitos. Inclui também:

1. Resultados do tratamento ortodôntico anterior,

2. Razões e motivações para procurar um retratamento ortodôntico (conhecimento dentário, pessoas que o rodeiam, ambiente da escola de medicina dentária),

3. Expectativas de retratamento ortodôntico, e

4. Preocupações com o retratamento ortodôntico (possíveis complicações).

O exame clínico deve ser efectuado com especial interesse para os doentes já existentes

1. Lesão de mancha branca

2. Cáries dentárias

3. Problema periodontal

4. Problema de saúde geral

Reabsorção radicular e retratamento

A avaliação detalhada das raízes dos dentes com o auxílio do IOPAR, no início do tratamento ortodôntico, é um requisito enfatizado por Levander & Malmgren (1988)

Morfologia da raiz Comprimento da raiz
Presença de reabsorção

Presença de concavidades e malformações da superfície

A literatura mostra que as reabsorções superiores a 4 mm são consideradas graves e requerem maior controlo e cuidados.

O controlo do stress, ou mesmo das forças que actuam sobre os dentes, torna-se fundamental para evitar ou reduzir a continuação da reabsorção radicular. No tratamento ortodôntico, esse controle pode ser feito pela quantidade de força aplicada, pelo tipo de movimento e pelo tipo de força.

Durante o movimento dos dentes, a interrupção da força, para dissipação do stress no ligamento e recuperação dos tecidos, é importante para manter a vitalidade dos tecidos e prevenir a reabsorção radicular. (Van Leeuwen, Malta & Kuijipers-Jagtman, 1999)

Em 2003, Weiland verificou que, ao utilizar fios superelásticos que aplicam força contínua e, portanto, sem interrupção da tensão, a possibilidade de reabsorção radicular é 140% maior do que com fios de aço que permitem a interrupção da força, possibilitando assim a reparação dos tecidos.

RELATÓRIO DE CASO

Pré-tratamento

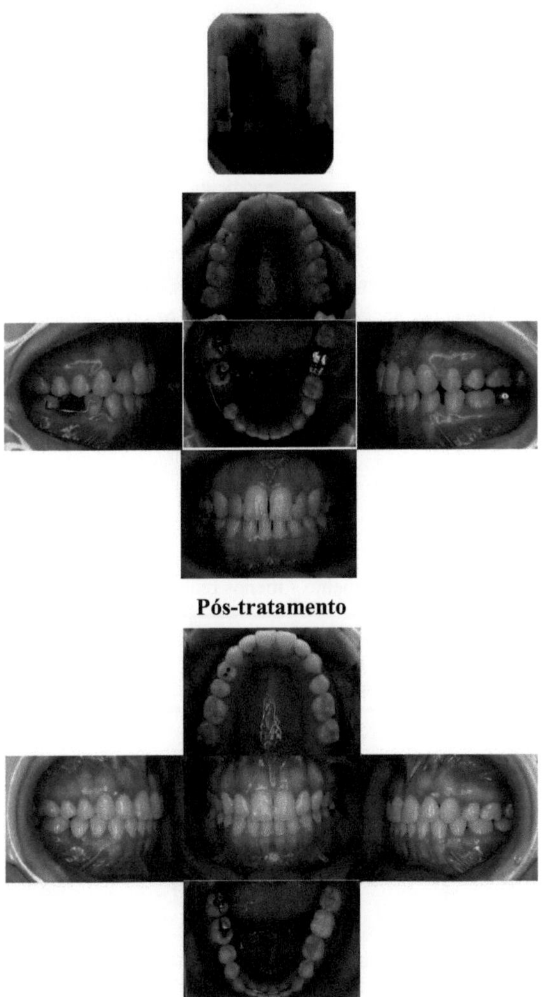

O objetivo deste estudo foi avaliar a prevalência e a severidade da reabsorção radicular apical dos dentes anteriores superiores numa grande amostra de pacientes ortodônticos adultos, analisar qualquer diferença entre subgrupos de pacientes com e sem história de tratamento ortodôntico anterior e testar a hipótese de que os dentes tratados endodonticamente são menos propensos a sofrer reabsorção radicular apical.

• Foram examinadas radiografias periapicais dos dentes anteriores superiores efectuadas antes (T1) e depois (T2) do tratamento e fichas de 500 adultos, representando grupos de pacientes tratados consecutivamente em quatro clínicas de ortodontia.

• Em todos os casos foram utilizados aparelhos multibonded com ranhuras para braquetes de 0,022 x 0,028 polegadas.

• As radiografias foram efectuadas na mesma instalação radiográfica utilizando uma técnica de cone longo em paralelo.

• Foram incluídos no estudo 343 doentes, com idades compreendidas entre os 20,0 e os 70,1 anos (média de 34,5, DP 9,0), tratados durante 0,5 e 5,2 anos (média de 2,0, DP 0,7).

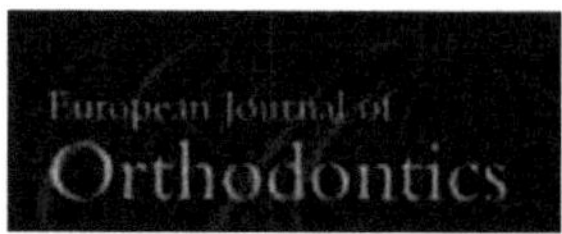

Prevalence and severity of apical root resorption of maxillary anterior teeth in adult orthodontic patients

A. Davide Mirabella* and Jon Årtun**
*Private Practice, Catania, Italy, and **Department of Orthodontics, University of Washington, Seattle, Washington, USA

RESULTADOS

Adultos: 40% tinham reabsorção radicular de 2,5 mm ou mais Adolescentes - 16,5% tinham reabsorção radicular Grupo de retratamento - menos reabsorção radicular

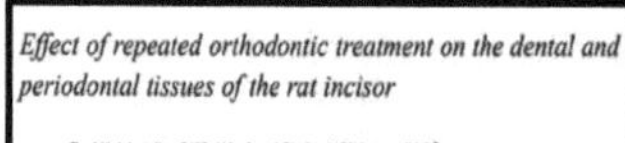

Effect of repeated orthodontic treatment on the dental and periodontal tissues of the rat incisor

Eyal Katzhendler, DMD, MSc,[a] and Shulamit Steigman, DMD[b]
Jerusalem, Israel

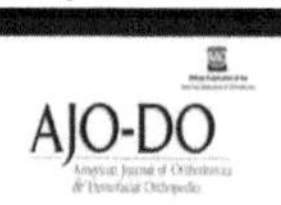

Radiografias periapicais antes (a) e depois (b) do tratamento ortodôntico de um doente com reabsorção radicular apical excessiva. com raízes curtas e um historial de tratamento ortodôntico anterior

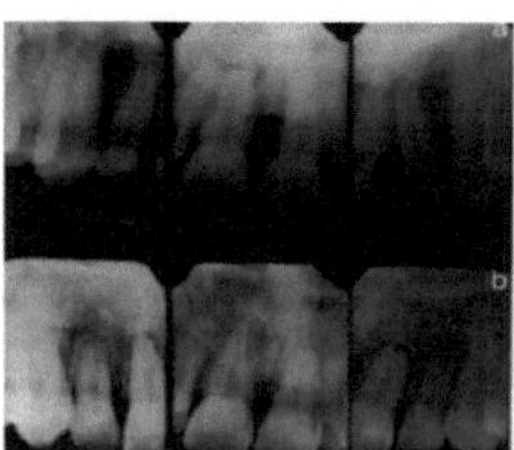

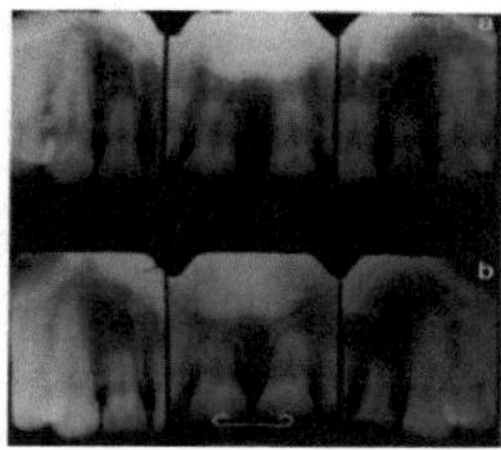

O objetivo deste projeto de investigação em animais foi investigar o efeito de cargas ortodônticas repetidas em dentes que tinham recuperado de uma estimulação mecânica anterior. Foram avaliadas a taxa de movimentação dentária, a duração da recuperação funcional e as alterações nos tecidos dentários e periodontais durante e após a aplicação da força.

Materiais e métodos: Trinta ratos fêmeas foram divididos nos grupos A (estudo) e B (controlo). Cargas linguointrusivas (20,58 ± 1,88 g) geradas por molas foram aplicadas no incisivo inferior esquerdo durante 2 semanas e depois removidas para permitir a recuperação durante 27 semanas (grupo A). A carga idêntica foi então repetida no grupo A e aplicada como tratamento primário no grupo B. Cinco animais de cada grupo foram mortos com as molas in situ (A-1 e B-1), enquanto os restantes 20 animais foram mortos após uma recuperação de 3 meses (A-2, B-2). As molas descalcificadas

Os incisivos foram seccionados em série (2 µm), e a distância de cada secção ao ápice foi calculada. As lesões dentárias e periodontais foram avaliadas por microscopia ótica e plotadas de acordo com a sua localização no eixo do dente. A intrusão dos dentes no grupo A-1 foi significativamente maior, enquanto a recuperação da taxa de erupção normal no grupo A-2 foi significativamente mais lenta em comparação com os grupos B-1 e B-2.

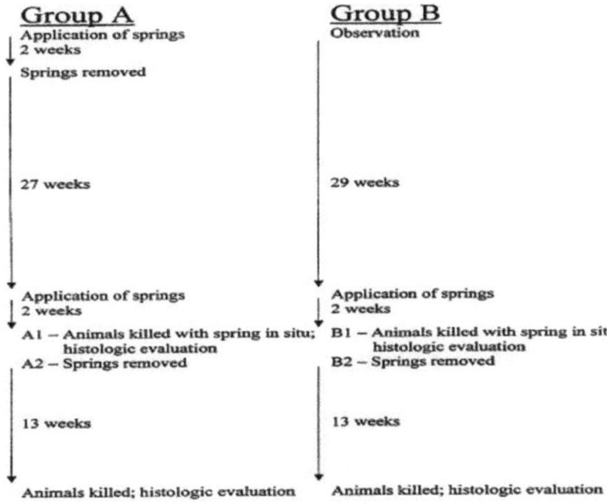

Fig 1. Experimental design.

Resultados: O grupo A-2 mostrou uma maior frequência de órgão de esmalte lesionado, infiltração de tecido por células inflamatórias, áreas necróticas e reabsorção de dentina do que o grupo B-2.

A carga ortodôntica inicial teve um efeito prejudicial na capacidade dos tecidos periodontais e dentários para lidar com, e recuperar de, stress repetido, provavelmente devido a uma diminuição no número de fibroblastos periodontais e danos na camada cementoblástica protetora da dentina.

A movimentação ortodôntica dos dentes inicia uma cadeia de eventos histológicos e, provavelmente, também bioquímicos, que induzem alterações nos tecidos dentários e periodontais, nem sempre discerníveis clinicamente. Assim, na medida em que se possa estabelecer um paralelo entre o comportamento dentário animal e a condição da dentição humana, o retratamento de um dente anteriormente movimentado tem de ser efectuado com a maior precaução. Deve-se ter em conta o risco acrescido de reabsorção radicular e o período mais prolongado de recuperação dos tecidos, o que exige um período de retenção mais longo.

EXAME FUNCIONAL

Avaliar exaustivamente:

• Respiração

• Deglutição

• Discurso

• TMJ

RETRATAMENTO ORTODÔNTICO E MÁS OCLUSÕES ESQUELÉTICAS

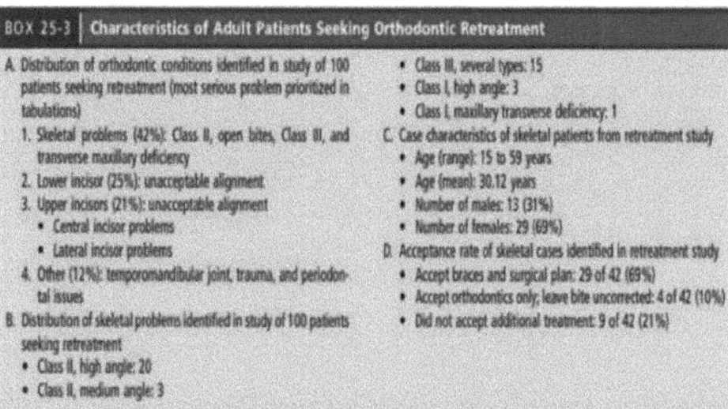

BOX 25-3 | Characteristics of Adult Patients Seeking Orthodontic Retreatment

A. Distribution of orthodontic conditions identified in study of 100 patients seeking retreatment (most serious problem prioritized in tabulations)
1. Skeletal problems (42%): Class II, open bites, Class III, and transverse maxillary deficiency
2. Lower incisor (25%): unacceptable alignment
3. Upper incisors (21%): unacceptable alignment
   • Central incisor problems
   • Lateral incisor problems
4. Other (12%): temporomandibular joint, trauma, and periodontal issues

B. Distribution of skeletal problems identified in study of 100 patients seeking retreatment
• Class II, high angle: 20
• Class II, medium angle: 3
• Class III, several types: 15
• Class I, high angle: 3
• Class I, maxillary transverse deficiency: 1

C. Case characteristics of skeletal patients from retreatment study
• Age (range): 15 to 59 years
• Age (mean): 30.12 years
• Number of males: 13 (31%)
• Number of females: 29 (69%)

D. Acceptance rate of skeletal cases identified in retreatment study
• Accept braces and surgical plan: 29 of 42 (69%)
• Accept orthodontics only; leave bite uncorrected: 4 of 42 (10%)
• Did not accept additional treatment: 9 of 42 (21%)

Sistema de conferência

Relatório da conferência de planeamento do tratamento (para finalizar o processo de planeamento do tratamento e documentar os objectivos do tratamento).

Relatório da conferência de progresso (enviado ao dentista de família com a radiografia panorâmica e quaisquer outros registos de avaliação do crescimento apropriados).

Relatório da conferência de estabilização/retenção (para discutir os êxitos e as deficiências do tratamento e para destacar os doentes de alto risco que necessitam de tratamento adicional).

Conferência de conclusão do tratamento (para analisar os resultados do tratamento e preparar o paciente para os requisitos pós-retenção).

• Num estudo realizado pelo autor (Graber, Vanarsadall), 42 de 100 pacientes adultos (42%) que necessitaram de retratamento fizeram-no devido a alterações de crescimento que modificaram moderada ou severamente a correção ortodôntica original.

• Se o crescimento diferencial for mínimo, a alteração oclusal pode ser tratada com 4 a 8 meses de retratamento ortodôntico.

• No entanto, se o crescimento prejudicar uma correção ortodôntica, o doente pode não aceitar facilmente o retratamento por meio de cirurgia.

ESTABILIDADE DA OCLUSÃO E ROTAÇÃO DO CRESCIMENTO MANDIBULAR

Crescimento facial e desenvolvimento oclusal num indivíduo com uma mordida extremamente profunda. A falta de um ponto de fulcro nos incisivos, em combinação com o padrão de crescimento, resultou num aprofundamento contínuo da mordida.

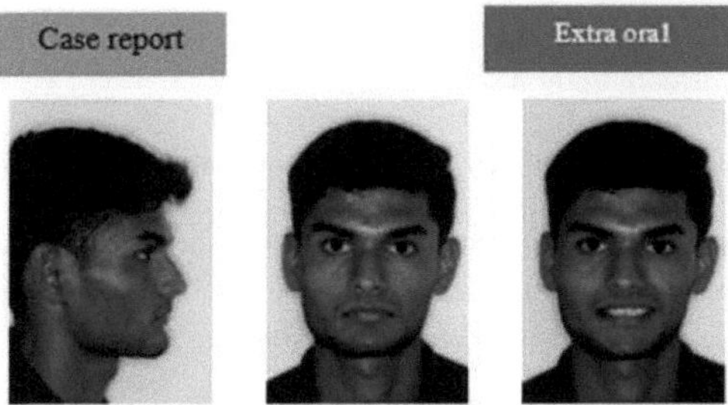

Intra-oral

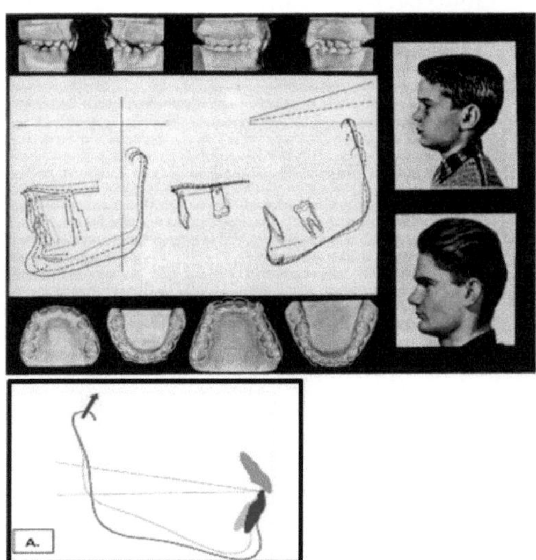

Nota: Nos doentes em que é de esperar uma rotação anterior, o objetivo do tratamento ortodôntico é estabelecer e manter uma relação normal de sobremordida e sobressaliência, criando um ponto de apoio sólido no Incisivo

Não atingir os objectivos do tratamento Factores do operador

- Erros de diagnóstico

- Erros no planeamento do tratamento

- Perda em Anchorage

- Erros de técnica

Factores do doente

- Má higiene oral

- Não utilização de aparelhos
- Não cumprimento de compromissos

A retenção começa com o diagnóstico e o planeamento do tratamento:

O diagnóstico correto, o plano de tratamento lógico e o respetivo calendário devem ser orientados para uma estética ideal, uma função ideal e a manutenção permanente destes ideais. Um diagnóstico ou tratamento incorreto complica os requisitos de retenção.

Planeamento da retenção: aplicações clínicas

Seis factores importantes na retenção do planeamento:

(1) Obtenção de um CONSENTIMENTO INFORMADO,

(2) A má oclusão original e o padrão de crescimento do paciente,

(3) O tipo de tratamento efectuado,

(4) A necessidade de procedimentos adjuvantes para aumentar a estabilidade,

(5) O tipo de retentor,

(6) A duração da retenção.

Diz-se que a medicina depende um terço de cada um:

(1) Ciência

(2) Tradição

(3) Experiência Alguns diagnósticos são

- Fácil,
- Muitos são difíceis e
- Poucos são impossíveis

No entanto, todos são importantes, pois o diagnóstico é o fator "trunfo" na prestação de cuidados ortodônticos.

Op no-488229 NC-23-B-2705

Nome : Ms. Surbhi Chowdhary

Apresentado ao serviço: 01/12/2009 Data de nascimento :

Idade : 22 anos

Queixa principal: Problema na mastigação do lado esquerdo e excesso de visibilidade dos dentes superiores da frente.

Extra oral

Relatório de caso - 3

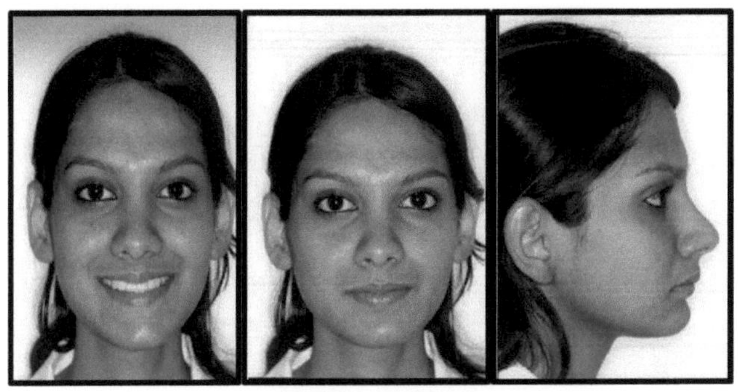

13/02/2010

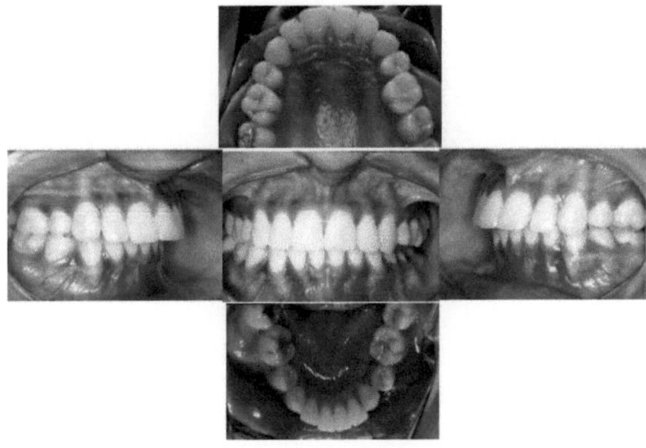

Diagnóstico: Paciente do sexo feminino, 22 anos, adulta, com antecedentes de tratamento ortodôntico, apresenta relação molar de classe II bilateralmente sobreposta a bases esqueléticas de classe II ligeira com padrão de crescimento médio, sobressaliência aumentada, sobremordida, mordida em tesoura nos dentes posteriores esquerdos.

Sequência de tratamento:

Correção da mordida em tesoura - arcada de suporte lingual inferior de 37 para 47 com expansão e torque radicular vestibular no molar lateral normal

- Plano de mordida anterior para abrir a mordida

- Através dos elásticos de mordida, desde as fixações vestibulares de 26 até às linguais de 36

■ Nivelamento e alinhamento

■ Correção da relação molar através de um dispositivo deslizante ou de um aparelho funcional fixo

■ Acabamento e pormenorização

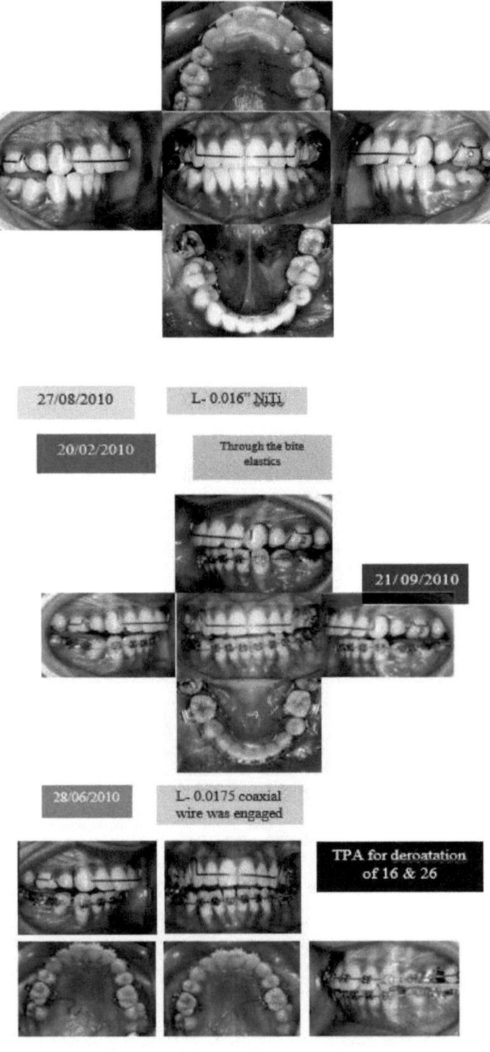

21/09/2010

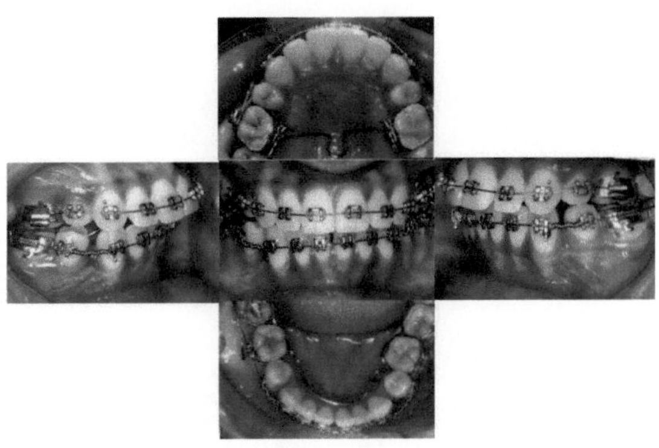

U/L- 17*25 SS
Com elásticos B/L classe II
25/2/12

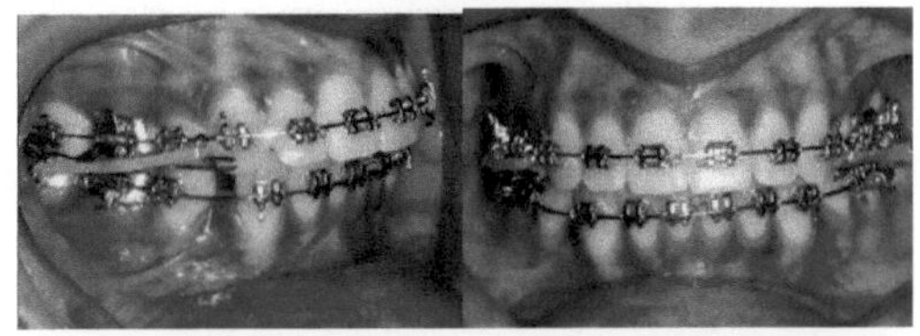

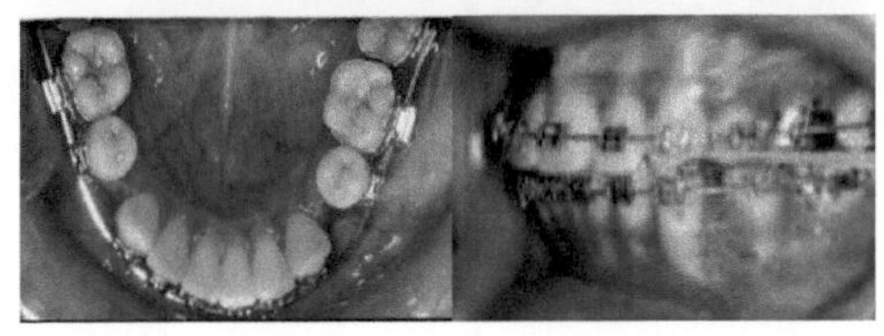

17/05/12

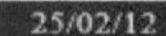

U/L 19*25 SS with B/L class II elastics

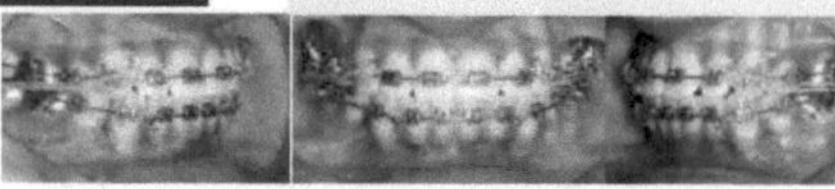

30/03/12

Lower E chain with B/L class II elastics

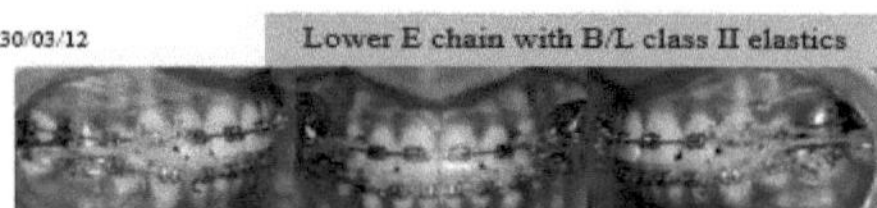

Post treatment extra oral images

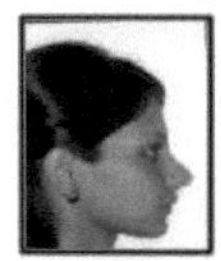
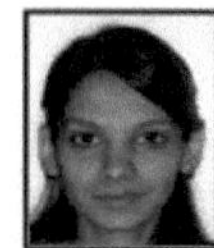
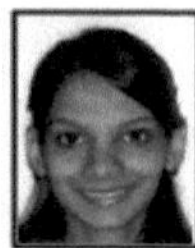

Intra oral

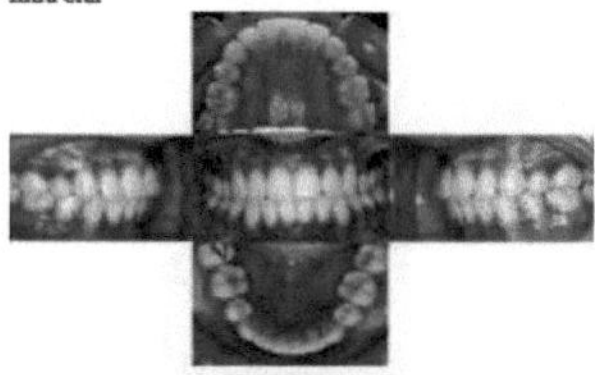

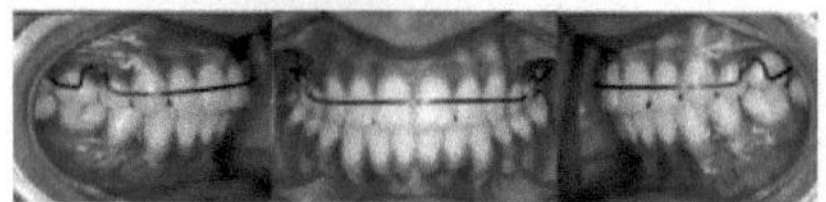

Pre | Post | Pre | Post

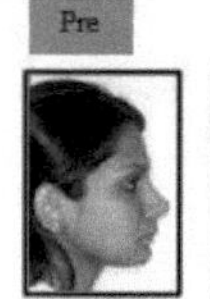
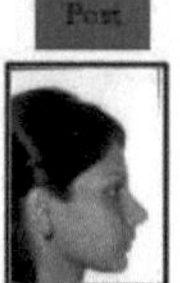
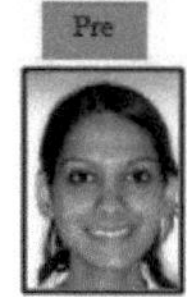
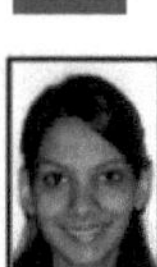

Pre treatment

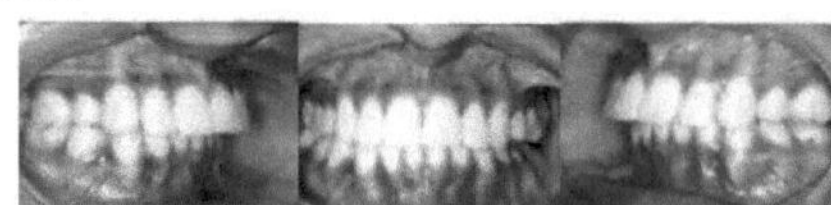

Post treatment

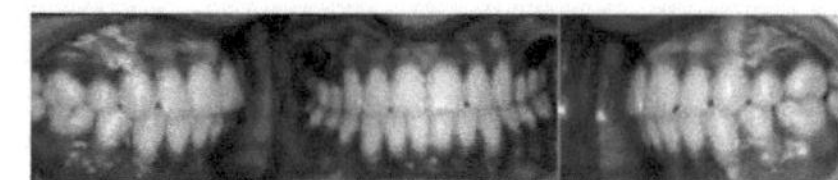

Relatório de caso-4
Nome : Sra. Renuka M Madler Apresentou-se ao serviço: 02/05/2017 Data de nascimento : 20/01/1995
Idade : 22 anos

Queixa principal: Dentes frontais superiores colocados para a frente.

História dentária anterior: foi submetida a tratamento ortodôntico há 5 anos com aparelho removível numa clínica privada em Ranebennur.

Extra oral

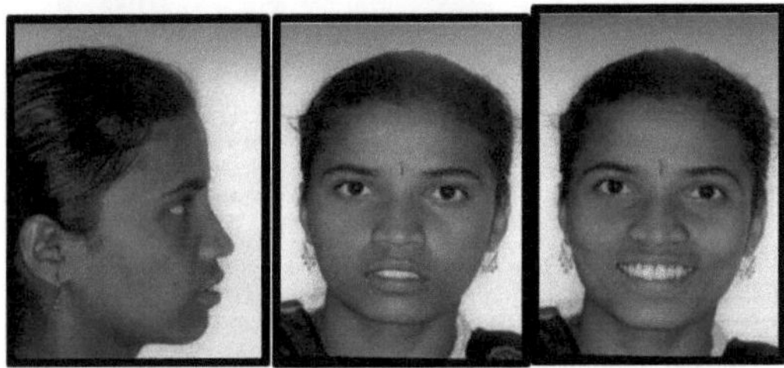

Intra-oral

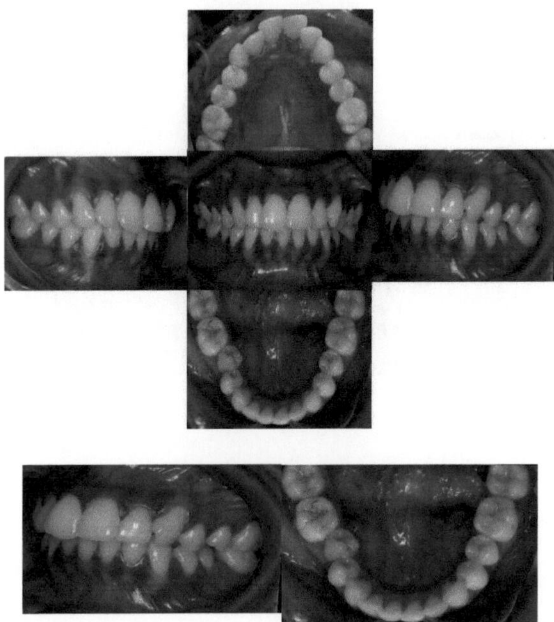

Diagnóstico: Paciente do sexo feminino, 22 anos de idade, adulta, apresenta-se com relação molar de classe I do lado direito e extremidade do lado esquerdo, sobreposta a uma base esquelética de classe II (ANB= 4°), com anterossuperiores e inferiores proclinados, apinhamento moderado nos anterossuperiores e inferiores, mordida em tesoura 25-35 e 27-37

Plano de tratamento - mecanoterapia PEA de extração superior 4, inferior 5 Sequência de tratamento: TPA superior

Extração de U4, L5 juntamente com extração de 18, 28 e 48 Bandas todas as 6

Arco de ligação U/L incluindo todos os 7, exceto o 12

Lacebacks no primeiro e segundo quadrantes para eliminar o apinhamento, depois colagem de 12 níveis e alinhamento, correção da relação molar

Fecho de espaço e pormenores de acabamento

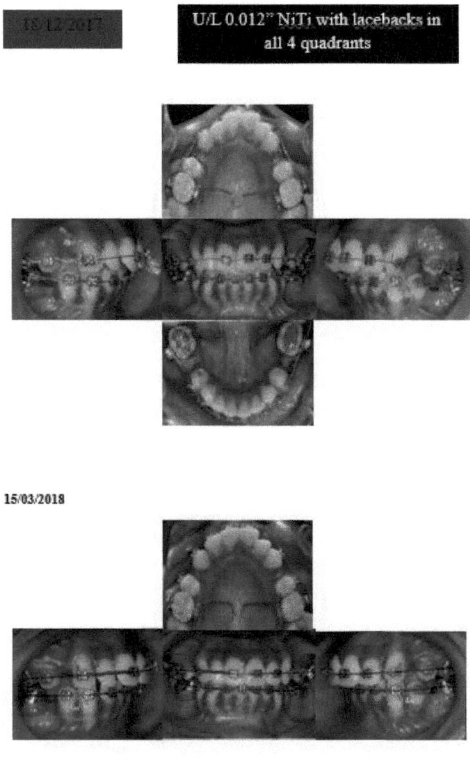

U/L 0.016" Aus special plus wire engaged with open coil spring between 11 & 13 & lower 3-3 consolidation

16/04/2018 | Bonded 12, U-0.016" NiTi & L-16*22 SS

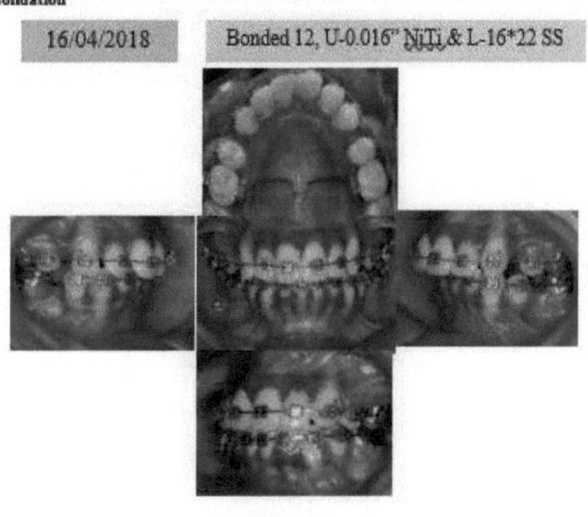

3/10/2018 | U/L 17*25 SS, E-chain consolidation from 13-23, B/L class II elastics

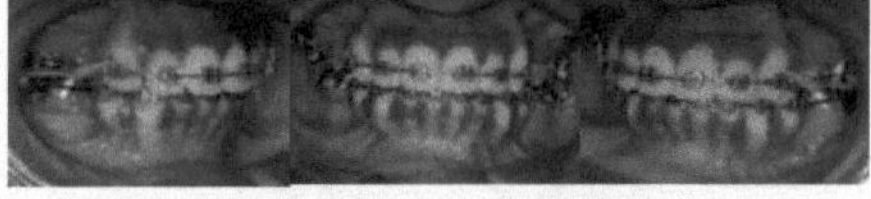

U/L 0.016" Aus special plus wire engaged with open coil spring between 11 & 13 & lower 3-3 consolidation

16/04/2018 | Bonded 12, U-0.016" NiTi & L-16*22 SS

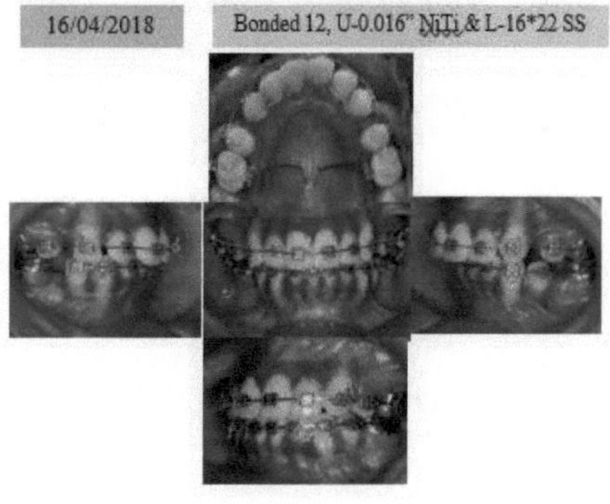

3/10/2018 | U/L 17*25 SS, E-chain consolidation from 13-23, B/L class II elastics

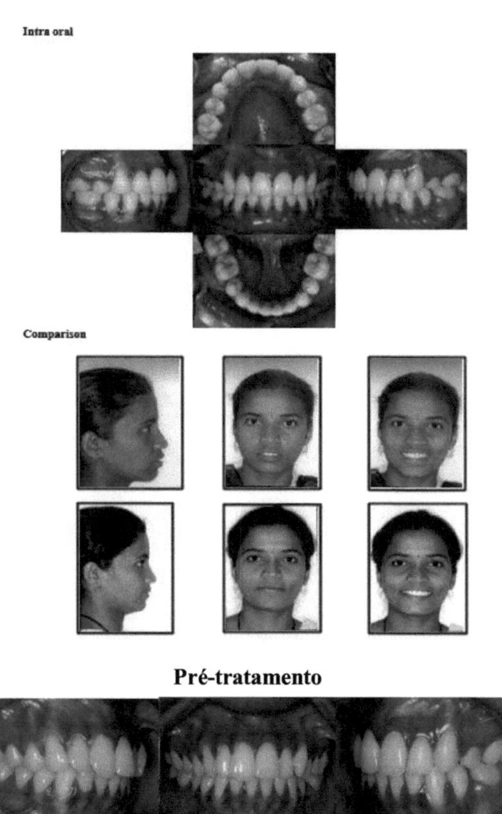

Pré-tratamento

Pós-tratamento

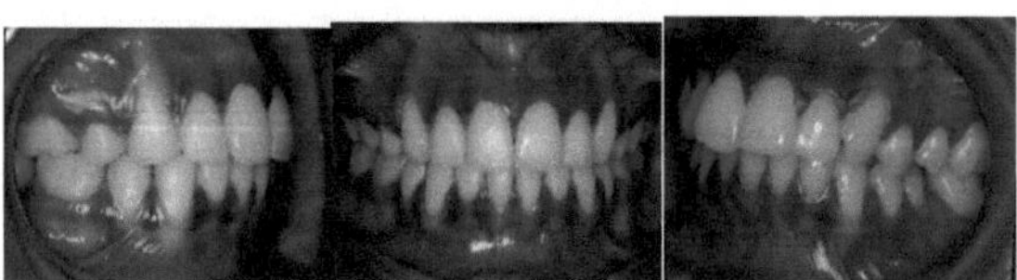

RELATÓRIOS A LONGO PRAZO

• O alinhamento a longo prazo era altamente variável e imprevisível.

• Nenhuma caraterística, como a classificação do ângulo, a duração da retenção, a idade do paciente no início do tratamento, o género, o alinhamento inicial/final, a sobressaliência, a sobremordida, a largura da arcada, o comprimento da arcada, foi útil para prever o resultado a longo prazo.

• A ausência/presença do terceiro molar, impactado/ totalmente erupcionado pareceu ter pouco efeito sobre a ocorrência ou o grau de recidiva.

• O comprimento e a largura do arco diminuem normalmente após a retenção.

A ortodontia contemporânea não tem uma solução satisfatória para o problema da estabilidade a longo prazo.

CUIDADO

O prolongamento do tratamento ortodôntico pode levar a

1. Formação de manchas brancas,
2. Cáries dentárias,
3. Reabsorção radicular apical,
4. Doença periodontal,

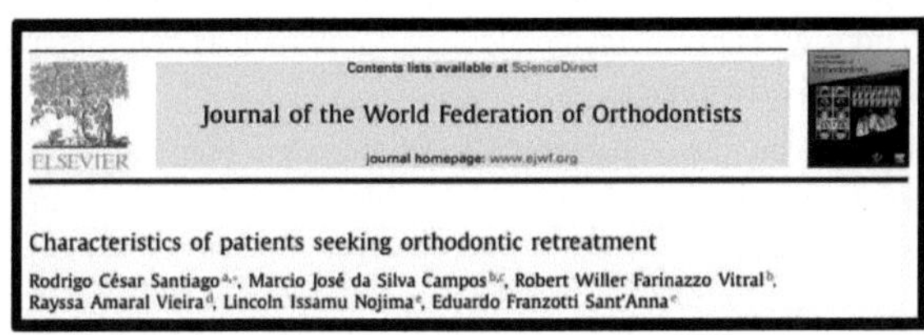
Contents lists available at ScienceDirect
ELSEVIER
Journal of the World Federation of Orthodontists
journal homepage: www.ejwf.org

Characteristics of patients seeking orthodontic retreatment

Rodrigo César Santiago[a,*], Marcio José da Silva Campos[b,c], Robert Willer Farinazzo Vitral[b], Rayssa Amaral Vieira[d], Lincoln Issamu Nojima[e], Eduardo Franzotti Sant'Anna[e]

5. Dor e desconforto

EDUCAÇÃO DOS DOENTES

• Explicar

• Demonstrar

• Confirmar

MOTIVAÇÃO PACIENTE-PAIS

• Manutenção da higiene oral

• Uso de elásticos

• Utilização de aparelhos de contenção

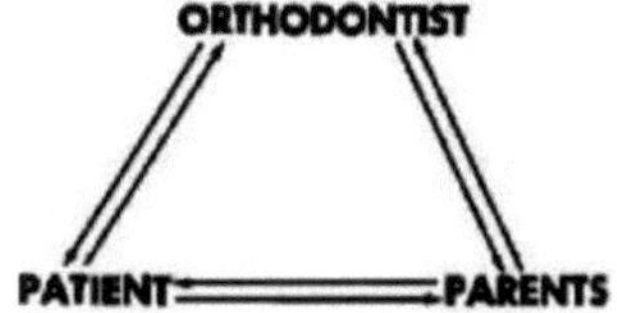

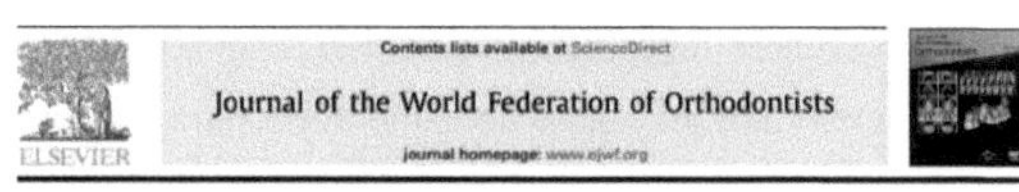

Characteristics of patients seeking orthodontic retreatment

Rodrigo César Santiago[a,*], Marcio José da Silva Campos[b,c], Robert Willer Farinazzo Vitral[b], Rayssa Amaral Vieira[d], Lincoln Issamu Nojima[e], Eduardo Franzotti Sant'Anna[e]

O objetivo do presente estudo foi investigar as experiências de tratamentos anteriores, as percepções e as suas expectativas e motivação para procurar o retratamento ortodôntico.

Resultados: Não houve diferença estatisticamente significativa entre a motivação dos pacientes em retratamento para o tratamento anterior e a motivação para o retratamento.

Conclusões: Os pacientes que procuraram retratamento estavam menos motivados para o tratamento, e a irregularidade dentária foi o principal motivo para a procura do tratamento em ambos os grupos. Todos eles apresentavam algumas caraterísticas oclusais que justificavam clinicamente o tratamento ortodôntico.

Este estudo também mostrou que os pacientes de retratamento estavam menos dispostos a submeter-se a uma extração dentária do que os controlos, e também estavam menos dispostos a aceitar a duração do tratamento.

Neste estudo, apesar de 66,7% dos pacientes que procuraram retratamento terem sido informados sobre a importância da cooperação do paciente no progresso e nos resultados do tratamento, 53% não terminaram o tratamento.

O nível mais baixo de motivação para o retratamento observado no presente estudo pode refletir a insatisfação com experiências de tratamento anteriores, incluindo resultados, procedimentos desconfortáveis como a extração e o longo tempo de tratamento.

ANGLE ORTHODONTIST

Original Article

Factors associated with long-term patient satisfaction

Nair Galvão Maia[a]; David Normando[b]; Francisco Ajalmar Maia[c]; Maria Ângela Fernandes Ferreira[d]; Maria do Socorro Costa Feitosa Alves[e]

Conclusões: Os pacientes que procuraram retratamento estavam menos motivados para o tratamento, e a irregularidade dentária foi o principal motivo para a procura do tratamento em ambos os grupos. Todos eles apresentavam algumas caraterísticas oclusais que justificavam clinicamente o tratamento ortodôntico.

Este estudo também mostrou que os pacientes de retratamento estavam menos dispostos a submeter-se a uma extração dentária do que os controlos, e também estavam menos dispostos a aceitar a duração do tratamento.

Neste estudo, apesar de 66,7% dos doentes que procuraram o retratamento terem sido informados sobre a importância da cooperação do doente na evolução e nos resultados do tratamento, 53% não terminaram o tratamento.

Objetivo: Identificar os factores associados à satisfação do paciente, pelo menos 5 anos após o tratamento ortodôntico.

Materiais e Métodos: 209 pacientes ortodônticos tratados com aparelhos ortodônticos fixos superiores e inferiores.

Resultados: O tratamento ortodôntico produziu uma melhora significativa de 94,2% no Índice PAR (T2-T1). Mas essa mudança não foi associada ao nível de satisfação quando o paciente foi questionado pelo menos 5 anos após o tratamento.

Conclusões: A longo prazo, a satisfação do paciente está ligeiramente associada à estabilidade do tratamento ortodôntico, independentemente da condição oclusal inicial ou do resultado final do tratamento ortodôntico.

ANGLE ORTHODONTIST

Original Article

Factors Affecting Patient Satisfaction after Orthodontic Treatment

Mahmoud K. Al-Omiri[a]; Elham Saleh Abu Alhaija[b]

O objetivo deste estudo foi identificar os factores que podem afetar a satisfação dos pacientes com a sua dentição após o tratamento ortodôntico.

- Cinquenta doentes (20 do sexo masculino e 30 do sexo feminino)
- idade média 20,7 6 4,2 anos
- Ter terminado com êxito um tratamento ortodôntico fixo
- Duração do tratamento de 19 ± 4 meses
- Fase de retenção (6-12 meses) com Hawley superior e retentores fixos inferiores

Tem sido relatado que pacientes do sexo feminino com altos escores de neuroticismo e pacientes do sexo masculino com altos escores de introversão têm menor probabilidade de estarem satisfeitos. Trinta e quatro por cento dos indivíduos neste estudo estavam completamente satisfeitos com os seus dentes após o tratamento ortodôntico, e apenas 4% relataram completa insatisfação. A satisfação com o conforto oral, o desempenho geral, a capacidade de comer e as dimensões da dor durante o tratamento ortodôntico tiveram efeitos definitivos na satisfação total. Os pacientes ortodônticos tratados sem extração expressaram insatisfação com os resultados do tratamento.

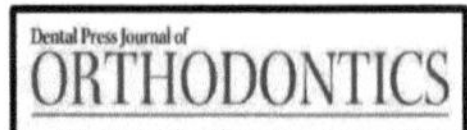

Evaluation of level of satisfaction in orthodontic patients considering professional performance

Claudia Beleski Carneiro*, Ricardo Moresca**, Nicolau Eros Petrelli***

Objetivo: Considerando a crescente preocupação profissional em conquistar novos pacientes e mantê-los satisfeitos com o tratamento, este estudo teve como objetivo avaliar o nível de satisfação dos pacientes em tratamento ortodôntico, considerando a atuação do ortodontista.

Métodos: Sessenta questionários foram preenchidos por pacientes em tratamento ortodôntico com especialistas em ortodontia.

O grupo I era composto por 30 pacientes que se consideravam insatisfeitos e que mudaram de ortodontista nos últimos 12 meses.

O grupo II era composto por 30 pacientes que se consideravam satisfeitos e que estavam em tratamento com o mesmo profissional há pelo menos 12 meses

Resultados e Conclusões: Concluiu-se que os fatores estatisticamente associados ao grau de satisfação do paciente em relação à atuação do ortodontista foram:

- Diploma profissional,
- Indicação profissional,
- Motivação,
- Relação pessoal médico-doente e
- Interação.

Para a avaliação do tratamento ortodôntico, os factores que determinaram diferenças estatísticas no grau de satisfação dos pacientes foram: o número de pacientes atendidos simultaneamente e a integração dos pacientes durante as consultas.

Chaves importantes para a retenção:

1) Manter o incisivo inferior na vertical sobre o osso basal

2) Alterações mínimas na forma do arco inferior

3) Boa oclusão

Podemos filosofar que nada na morfologia humana é estacionário. O envelhecimento é um processo de mudança bem documentado. O ajuste dentário e a alteração das relações dentárias são bem conhecidos, mesmo em indivíduos saudáveis. Então porque é que esperamos estabilidade a longo prazo em todos os casos? Talvez a resposta à questão da estabilidade a longo prazo seja a retenção a longo prazo.

CONCLUSÃO

• Manter os dentes nas suas posições corretas após o tratamento ortodôntico pode ser extremamente difícil.

• A recaída também é imprevisível, pelo que se deve presumir que todos os doentes têm potencial para alterações a longo prazo.

• Como parte do processo de consentimento informado para o tratamento ortodôntico, os pacientes precisam de estar plenamente conscientes do seu compromisso de usar aparelhos de contenção durante o tempo que quiserem para manter os dentes nas suas posições corrigidas.

• É da responsabilidade do médico assegurar que os pacientes são devidamente instruídos relativamente aos cuidados a ter com os seus aparelhos de contenção e que lhes é dado aconselhamento sobre a altura em que devem ser revistos e por quem.

• Atualmente, não existem provas de alta qualidade suficientes sobre o melhor tipo de contenção ou regime de contenção, pelo que a abordagem de cada médico em relação à contenção será afetada pela sua experiência clínica pessoal e pelos seus conhecimentos com diferentes contenções, bem como pelas expectativas e circunstâncias dos pacientes.

• Os pacientes que não podem ou não querem usar os aparelhos de contenção como prescrito devem estar preparados para aceitar que haverá uma recaída após o tratamento ortodôntico. A extensão da recaída é imprevisível.

REFERÊNCIAS

• Santiago RC, da Silva Campos MJ, Vitral RWF, Vieira RA, Nojima LI, Sant'Anna EF. Caraterísticas dos pacientes que procuram retratamento ortodôntico. J World Fed Orthod. 2022 Feb;11(1):36-40.

• Chow L, Goonewardene MS, Cook R, Firth MJ. Retratamento ortodôntico em adultos: Um levantamento do perfil dos pacientes e falhas no tratamento original. Am J Orthod Dentofacial Orthop. 2020 Sep;158(3):371-382.

• Mirabella AD, Artun J. Prevalência e gravidade da reabsorção radicular apical dos dentes anteriores superiores em pacientes ortodônticos adultos. Eur J Orthod. 1995 Apr;17(2):93-9.

• Motivação do paciente, T. M. GRABER DDS, MSD, PHD, JCO 1997.

• Katzhendler E, Steigman S. Effect of repeated orthodontic treatment on the dental and periodontal tissues of the rat incisor. Am J Orthod Dentofacial Orthop. 1999 Dec;116(6):642-50. doi: 10.1016/s0889- 5406(99)70199-x. PMID: 10587598.

• Glossário de termos ortodônticos.

• Peerapong Santiwong et al. Necessidades auto-percebidas de retratamento ortodôntico entre estudantes de medicina dentária: Um Estudo Qualitativo. Journal of International Society of Preventive and Community Dentistry ¦ Volume ¦ Issue 4 ¦ July-August.

• Atlas colorido de medicina dentária. Diagnóstico ortodôntico - Thomas Rakosi, Irmtrud Jonas & Thomas M. Graber.

• Planeamento da retenção: aplicações clínicas, (Melrose AJO 1998).

• Retratamento Ortodôntico: Trauma Dental e Reabsorção Radicular, Pedro Marcelo Tondelli et al, Princípios em Ortodontia Contemporânea, 2013.

• Factores associados à satisfação do paciente a longo prazo, Nair Galvao Maia et al, Angle Orthodontist, Vol 80, No 6, 2010.

• Factores que Afectam a Satisfação do Paciente após o Tratamento Ortodôntico Mahmoud K. Al-Omiri ngle Orthodontist, Vol 76, No 3, 2006.

• Avaliação do nível de satisfação em pacientes ortodônticos considerando a atuação profissional, Claudia Beleski Carneiro, Dental Press J Orthod e.2 2010 Nov-Dez;15(6):56.e1-12.

• Contemporary textbook of orthodontics, 6th edition, Proffit.

• Recaída pós-tratamento ortodôntico dependendo de diferentes retentores e sua relação com a satisfação do paciente a longo prazo, 2019.

• Retention and stability in orthodontics, Nanda & Burstone, 2nd edition.

• Reitan.Reorganização dos tecidos durante a retenção de dentes ortodonticamente rodados.AO1959.

• Motivação do paciente, T. M. GRABER DDS, MSD, PHD, JCO 1997.

• Tufekci E, Jahangiri A, Lindauer SJ. Perceção do perfil entre leigos, estudantes de odontologia e pacientes ortodônticos. Angle Orthod 2008;78:983-7.

• Andrews - As seis chaves para uma oclusão normal AJODO 1972.

• Rossouw. Terminologia: Semântica das Mudanças na Dentição após o Tratamento Ortodôntico. Semin Orthod 1999.

• Para uma perspetiva sobre a retenção ortodôntica? Melrose AJODO 1998.

• Sheridan JJ. As três chaves para a retenção. JCO 1991

• Estabilidade a longo prazo das alterações dentoalveolares, esqueléticas e dos tecidos moles após tratamento sem extração com um sistema autoligado, Faruk Ayhan Basciftci et al, 2014 maio; 44(3): 119-127.

• Willeit, F.J., Cremonini, F., Willeit, P. et al. Estabilidade da dimensão transversal do arco dentário com braquetes autoligáveis passivos: um estudo de acompanhamento de 6 anos. Prog Orthod. **23,** 19 (2022)

• Eliminar a retenção inferior - raleigh williams, jco, volume 1985 maio(342 - 349).

• Andrews LF. As seis chaves para uma oclusão normal. Am J Orthod. 1972 Sep;62(3):296-309. doi: 10.1016/s0002-9416(72)90268-0. PMID: 4505873.

• Manstead ASR. A psicologia da classe social: Como o status socioeconômico afeta o pensamento, os sentimentos e o comportamento. Br J Soc Psychol 2018;57:267-91.

• Avaliação do nível de satisfação em pacientes ortodônticos considerando a atuação profissional, Claudia Beleski Carneiro, Dental Press J Orthod e.2 2010 Nov-Dez;15(6):56.e1-12.

• Melrose C, Millett DT. Toward a perspective on orthodontic retention? Am J Orthod Dentofacial Orthop. 1998 May;113(5):507-14. doi: 10.1016/s0889-5406(98)70261-6. PMID: 9598608.

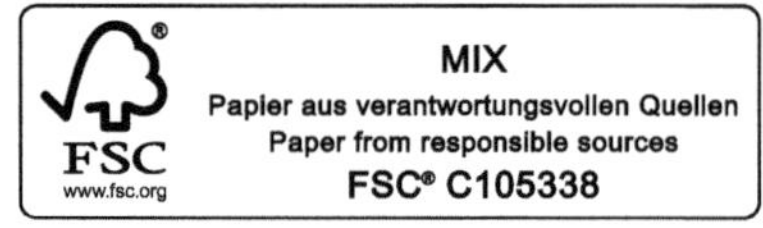

Printed by Books on Demand GmbH, Norderstedt / Germany